見る・聴く・触るを極める！

山内先生の フィジカルアセスメント
技術編

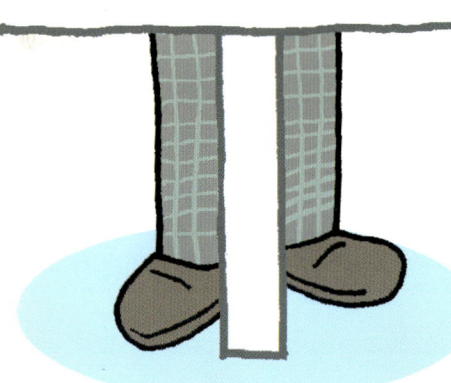

解説 名古屋大学大学院　山内 豊明先生

はじめに

　患者さんの状態をみるために用いるフィジカルアセスメントの技術は、呼吸音を聴く、脈を測るといったものから、感覚機能の程度をみる、肝臓の大きさを推定する、などさまざまあります。本書は、それらを網羅するものではありませんが、フィジカルアセスメントの技術の中でも、臨床での優先度の高いものから触れるように作ってあります。

　また、アセスメントには、呼吸や循環のアセスメントなどのように、急いで判断しなければならないものと、感覚機能のアセスメントのように、瞬間的に必要ではないため落ち着いて理詰めで考えていくものとがあります。前半には、この急いで判断しなければならないアセスメントを並べ、後半には、理詰めで考えていくアセスメントを配置しました。

　急いで判断しなければならないアセスメントは、例えば聴診すればすぐに異常があるかどうかがわかりますが、練習が必要になります。一方、理詰めで考えていくアセスメントは、どう尋ねると間違いなくアセスメントできるのかという戦略立てが必要になります。どちらのアセスメントでも、必要な技術が身に付くように、解説をしています。さらに、それぞれのChapterの中でも大事なものから解説していっており、読みながら流れの中でわかるようにしてあります。本書を読むことで、臨床で役立つアセスメントの技術を身に付けてもらえることを願っています。

名古屋大学大学院医学系研究科
山内豊明

この本の使い方

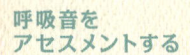

実際に
アセスメントを
行う際に考えるのと
同じ流れで解説

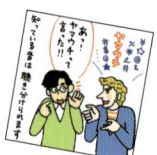

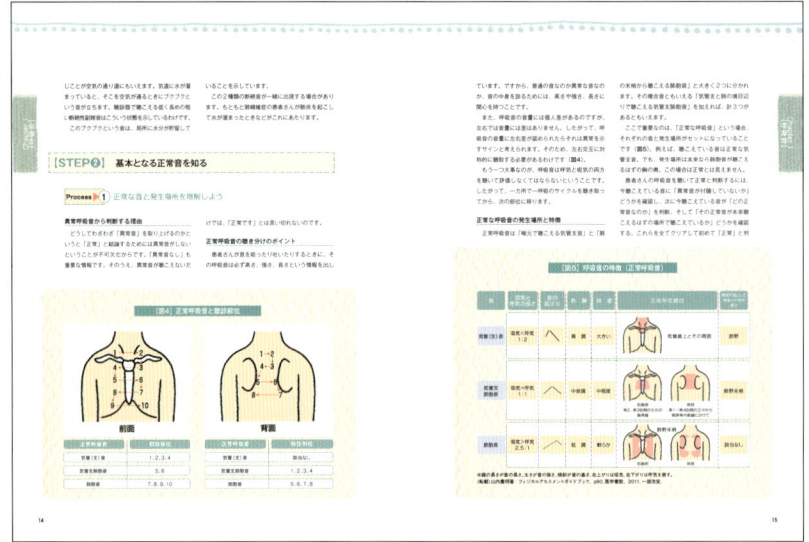

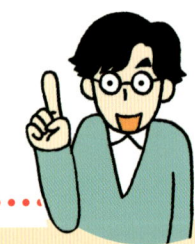

各Chapter内は、実際にアセスメントする際に、考える（アセスメントする）順番で解説。読みながら、流れがわかるようになっています。
STEPで分けられているので、一つずつ順番に何をすればよいのかがわかります。

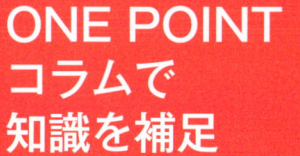
ONE POINT
コラムで
知識を補足

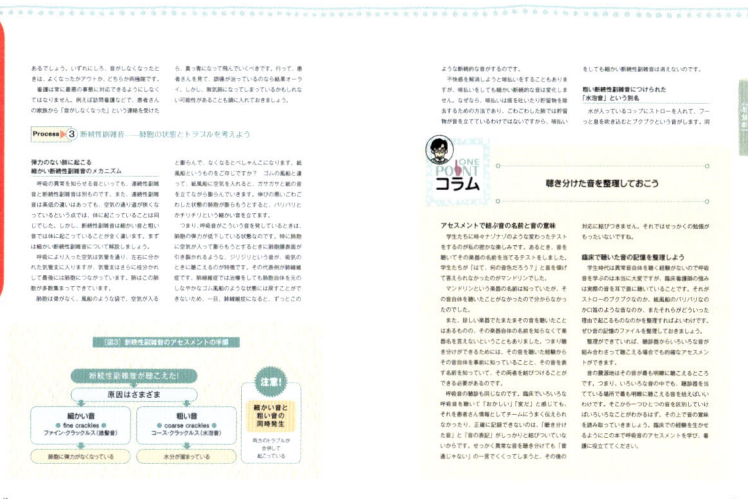

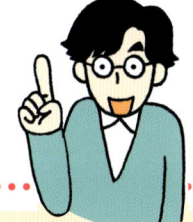

アセスメントを行う際に、知っておくと役立つ知識をONE POINTコラムとして、掲載しています。フィジカルアセスメントの技術に直接関係しないものもありますが、知っておくと役立つものや雑学として知っておいてもよいことを取り上げています。

豊富な図で
手技を
わかりやすく解説

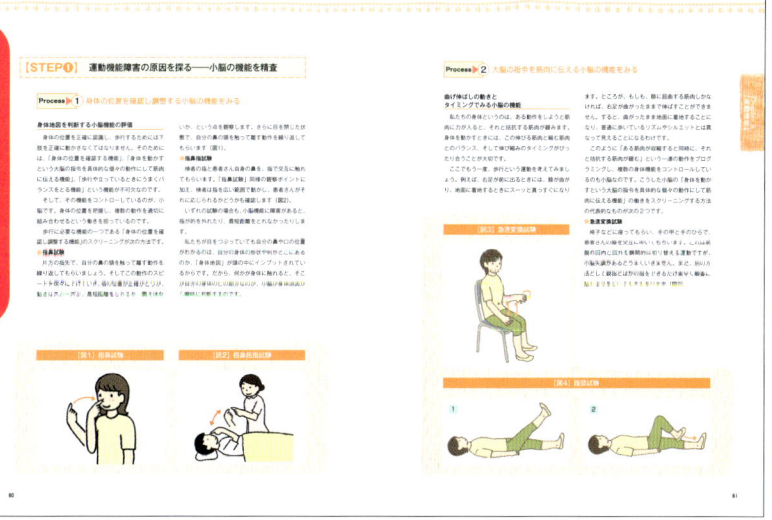

CONTENTS

Chapter 1 　呼吸音をアセスメントする ……… 008

- 準備　まずは聴くための耳と環境を整えよう ……… 008
- STEP 1　異常音を聴き分ける ……… 009
- STEP 2　基本となる正常音を知る ……… 014
- STEP 3　肺の構造を把握しながら呼吸音を聴取する ……… 019
- STEP 4　循環とセットで危険信号を読み取る ……… 020

Chapter 2 　脈・血圧をアセスメントする ……… 024

- 準備　脈拍と血圧が何を示しているのかを理解しよう ……… 024
- STEP 1　脈拍と血圧の測定、緊急判断の基本を知る ……… 025
- STEP 2　測定結果を評価する ……… 030
- STEP 3　血圧と脈拍を組み合わせてアセスメントする ……… 032

Chapter 3 　循環動態をアセスメントする ……… 034

- 準備　心音の発生とメカニズムを理解しよう ……… 034
- STEP 1　心音聴取の基本を知る ……… 036
- STEP 2　音とリズムを聴き取る ……… 038
- STEP 3　聴き取った音とリズムからアセスメントする ……… 040

Chapter 4 　消化器系器官をアセスメントする ……… 044

- 準備　消化器官の働きと仕組みを理解しよう ……… 044
- STEP 1　消化器系アセスメントの基本を理解する ……… 046
- STEP 2　患者さんからの訴えをアセスメント ……… 049
- STEP 3　客観的情報を集めてさらに精査する ……… 051

Chapter 5 　感覚系（眼）をアセスメントする ……… 054

- 準備　「見える」仕組みを理解しよう ……… 054
- STEP 1　「見えにくい」をアセスメントする ……… 057
- STEP 2　アセスメントの結果を看護に活かす ……… 063

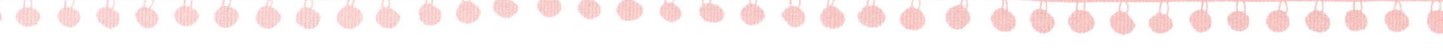

Chapter 6	感覚系(耳)をアセスメントする ———— 064

準備　「聞こえにくい」症状と「音が聞こえる」仕組みを理解しよう ———— 064
STEP 1　簡単な聴力のスクリーニングと難聴アセスメント ———— 066
STEP 2　難聴の種類を鑑別する ———— 067
STEP 3　聞こえにくい原因からケアを考える ———— 069

Chapter 7	表在知覚と深部知覚をアセスメントする ———— 070

準備　感覚の種類と違いを理解しよう ———— 070
STEP 1　表在知覚のアセスメント ———— 071
STEP 2　深部知覚のアセスメント ———— 074

Chapter 8	運動機能をアセスメントする ———— 078

準備　運動機能は歩行の観察で総合評価する ———— 078
STEP 1　運動機能障害の原因を探る——小脳の機能を精査 ———— 080
STEP 2　筋力をスクリーニングする ———— 084
STEP 3　筋力の機能の程度をアセスメントして看護に活かす ———— 087
STEP 4　関節可動域を測定しADLの程度を見極める ———— 090

Chapter 9	意識障害(中枢神経系)をアセスメントする ———— 094

準備　意識障害の意味と状態を理解しよう ———— 094
STEP 1　意識状態をスケールを使って評価する ———— 095
STEP 2　呼吸パターンで脳幹障害を確認しよう ———— 098
STEP 3　脳幹の状態を目からアセスメントする ———— 099

Chapter 10	高次脳機能障害をアセスメントする ———— 104

準備　高次脳機能障害をアセスメントする目的を理解しよう ———— 104
STEP 1　高次脳機能障害でみられる「失語」「失認」「失行」を
　　　　 アセスメントする ———— 105
STEP 2　認知症をアセスメントする ———— 108

索引 ———— 114

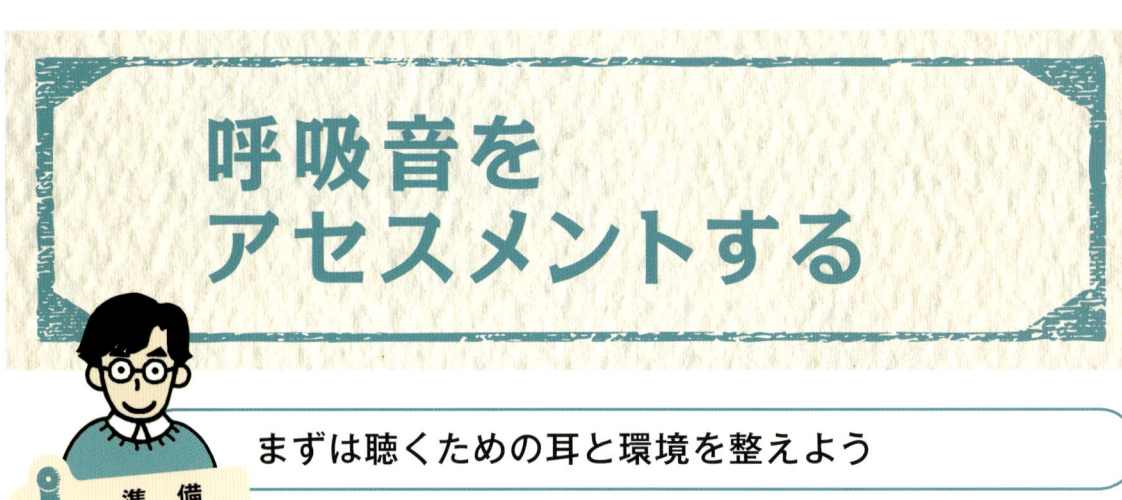

呼吸音をアセスメントする

準備 まずは聴くための耳と環境を整えよう

01 聴くべき音を取捨選択する

　よく、聴診器を当てているのに、「聴こえません」という学生がいます。生きているかぎり呼吸音がないということはあり得ません。ではなぜ、呼吸音が聴こえないのでしょうか？　それは聴こえないのではなくて、聴診器からはさまざまな音が聴こえてくるため、聴くべき音がどれなのかわからないということなのです。

　これは例えていうなら、外国語を聞いてもチンプンカンプンで何を言っているのかわからないという状況と同じです。でもそんなときに、外国語の洪水の中に「ハロー」というようななじみのある言葉が混じっていたら、その部分だけは音声も意味もスーッと耳に入ってくるでしょう。

　呼吸音の聴き分けもそれと同様なのです。どれほど呼吸音を聴いても、普通の音や異常サインを示す音が実際にどういう音なのかということを予めよく知っていないと、その音を聴いてもわかりません。つまり音を聴いて判断するためには、どんな音がするのか基礎知識がないと聴き分けられないのです。

02 呼吸音を聴き取りやすい環境をつくる

　呼吸音はとても弱いものです。聴診器は、それを集中して聴き取るためのもので、決して音を拡大するものではありません。ですから、聴診をするときは患者さんの周りをなるべく静かにして、聴き取りやすい環境をつくり、必ず素肌に聴診器を当てて無用な音が入らないようにします。また、患者さんの経過を見る場合は、常に同じ環境で聴診することが大切です。

　そして聴診の際には、患者さんには口を開けてやや大きめな呼吸を繰り返してもらいながら聴取します。口をすぼめていると、そのために発生する音まで聴こえてしまうので注意が必要です。

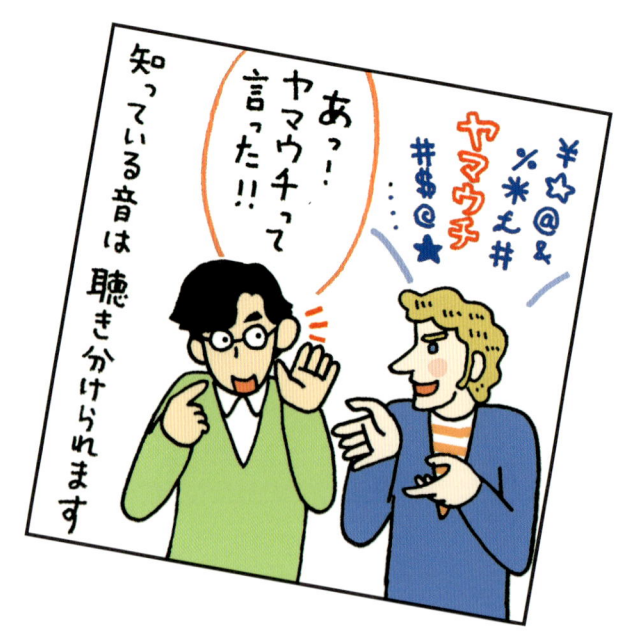

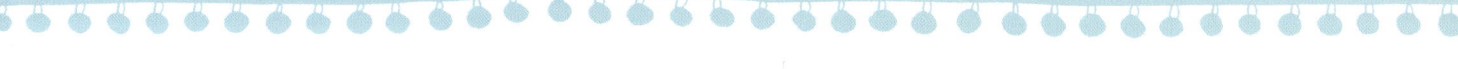

03　正常と言い切るには適切な聴診と根拠が大事

　呼吸音を評価する手順は、頭の中にある正常な呼吸音と異常な呼吸音の「音のカタログ」を対照させて、音を聴き取ることから始まります。

　患者さんの呼吸器にトラブルがある場合は、呼吸音に異常な音が付加されています。まず、この異常音が聴こえるかどうかを確認しましょう。もし聴こえた場合は、それがどの異常音なのか、そこから患者さんの体の状態を読み取ってケアに活かします。

　異常音が聴こえない場合は、基本となる正常音が「どこで聴こえるのか」に注意しましょう。

　「呼吸音が正常」であるとは、直接できる判断ではありません。想定され得る異常がいずれも認められない、すなわち「異常とは言えない」をもって「正常」と結論づけるのです。

　ですから、異常音が聴こえるかどうかを確認→正常と言えるかどうかの確認→循環とセットでアセスメントする、という順序で解説していきます。これは、臨床でみなさんが実際に呼吸音をアセスメントするときの流れと同じです。

【STEP❶】異常音を聴き分ける

Process▶1　どのような異常音があるかを知っておこう

素早いアセスメントが求められることもある

　患者さんの呼吸音をアセスメントするという場面では、緊急度を素早く判断しなければならないケースも少なくありません。そのような場合は、時間的余裕もないため、まずは異常がないかどうか、患者さんに異常があった場合、どのような異常で患者さんの状態がどうなっていると考えられるのか、というところまでを短時間でアセスメントしていかなくてはなりません。まずは患者さんの異常音を聴き分けるところから始めましょう。

誰にでもわかる表現方法で伝える

　普通ではない音というのは「普通の呼吸音に付け加わる音」なので、付加音、二次性音、副雑音と言います。

　では、普通ではない音にはどんなものがあるでしょう？　ギュー音、グウ音、いびき音、水泡音、湿性ラ音など……、言い回しは病院によってもさまざまで、いわばその病院内だけで通じる方言のようなものです。普通ではない呼吸音だとわかっていても、どう表現したらよいのかわからないため、看護記録に書き込むときに、「肺雑あり」の一言にまとめてしまっていませんか？　せっかく普通ではないとわかっているのに、それではもったいないですし、他のスタッフにもどう違うのか、具体的には伝わりませんよね。肺で生じる異常な呼吸音は4つあり、その音の表現も1985年に取り決められた国際標準という究極の共通語があるのです。

　褥瘡ならデジタルカメラなどで撮影し、その視覚情報を共有することもできます。しかし、呼吸音はその場で聴いた者が評価して報告しないと、その時点で音の情報が消えてしまいます。呼吸音の報告は、誰にでも理解できる形、情報に置き換えなければなりません。だからこそ、標準語でやりとりするのが一番確実な方法なのです。

　職場の方言を使っている場合でも、標準語ではどういう表現をするのか、理解しておきましょう。転院や在宅に移る高齢患者さんの場合など、移行先に標準語で情報を伝達できるようになれば、呼吸音のアセスメントはバッチリだといえるでしょう。

異常音はたったの4タイプ

まず大まかに、「ブツブツ」という途切れ途切れの「断続音」、あるいは「ヒューヒュー」と引っ張る「連続音」の2つに分けられます。次に「断続音」であれば、炭酸飲料のような「パチパチ」という「細かい」音、またはお鍋でお湯が沸騰したときの「ブクブク」という「粗い」音に分けられます。一方、「連続音」のほうは、いびきのような「低調性」の音、笛のような「高調性」の音に分けられます。この4つの音のパターンが、異常な呼吸音なのです。

普通ではない呼吸音を聴き取ったら、この4つのどれに該当するのかを判断しましょう。つまり、この4つの音のパターンと表現言語を知っていれば、全世界共通の呼吸音アセスメントができるのです。

Process 2 連続性副雑音——震源地とトラブルの関係を考えよう

グーグーとヒューヒュー 連続性の低い音と高い音

患者さんの呼吸器に問題があるときに聴こえる異常音のうち、連続性の音はヒューヒューという高い

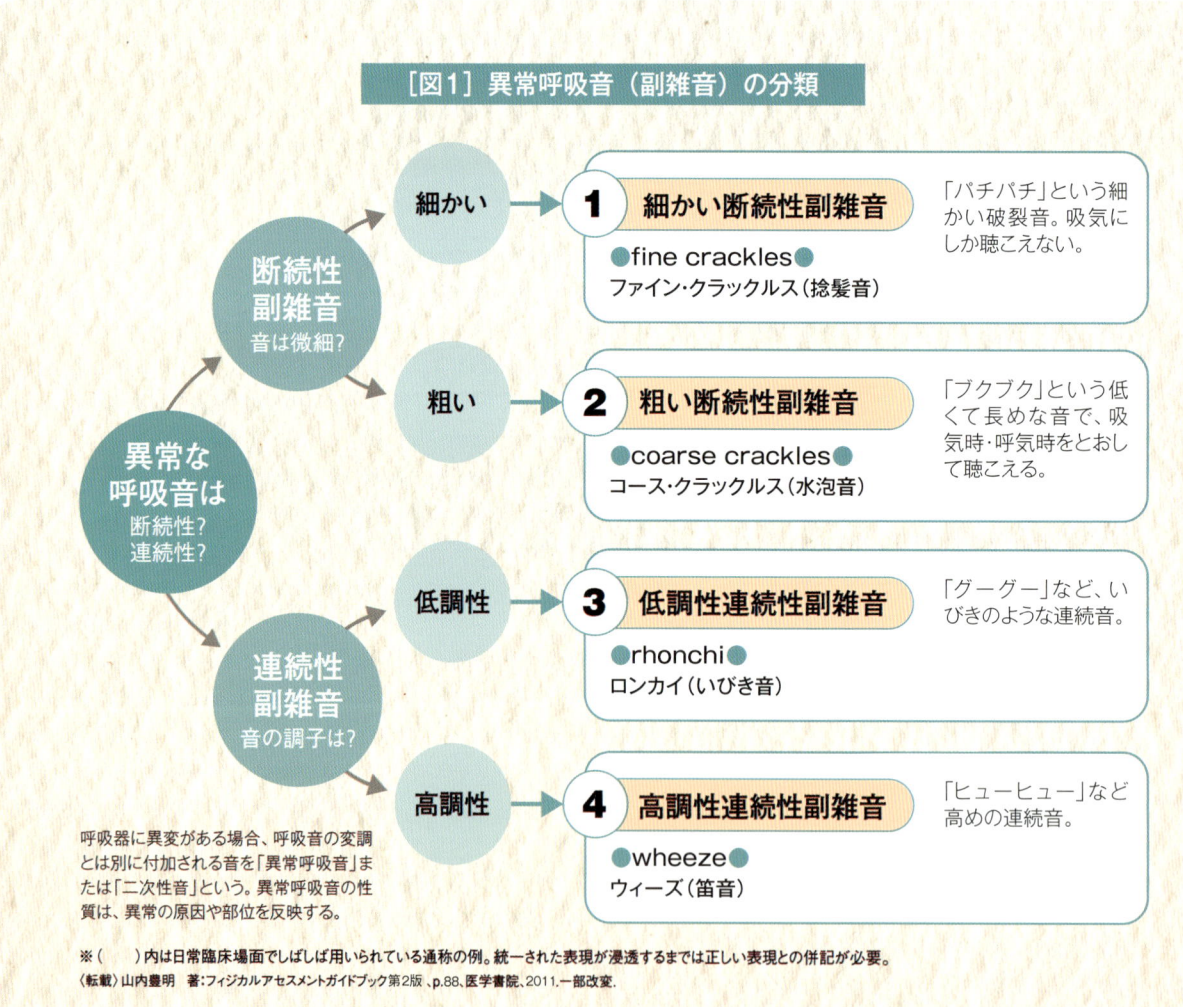

［図1］異常呼吸音（副雑音）の分類

〈転載〉山内豊明 著：フィジカルアセスメントガイドブック第2版、p.88、医学書院、2011．一部改変．

音とグーグーという低い音に分けられます。

　音の程度の違いと、その違いの意味を知るカギは口笛にあります。ちょっと口笛を吹いてみましょう。ヒュ～という、細く高い音が出るでしょう。狭いところを速いスピードで気体や液体が通ろうとすると、摩擦で引っ張られるような音がします。口笛の原理も、空気の通り道の音である呼吸音の原理も同じです。連続性副雑音は「空気の通り道が狭い」と体が訴えているサインなのです。

　連続性副雑音の高低の違いは、音の震源地を知るための情報として役立ちます。高い音の口笛を吹くときにどうしますか？　唇をすぼめ、低い音を出すにはそれよりも広げるでしょう。呼吸音も同じなのです。

　口に近い気管やそれが左右に分かれた直後の主気管支は太めなので低い音が出やすく、そのさらに奥にある気管支では、気管や主気管支よりは元々細いので高い音が生じやすいのです。

　しかし、もとからとても細く、それ以上狭まろうとすると気道そのものが閉塞してしまう肺胞付近の末梢では、連続性の音は生じ得ません。

特に気を付けるのは"音が変わったとき"

　グーグーという低い連続性の異常音が口元から聴こえた場合は、口から肺胞までの長い道のりの中で、口に近い気管や気管支など、気道の中でも太いところにトラブルが起こって狭くなってしまったと考えられます。喉元がトラブルを起こすとその先にまで影響を及ぼすので、気をつけなくてはなりません。狭窄が増悪すると低い音から高い音に変化していきます。以前に聴いたものより音調が高くなったということは、空気の通り道がさらに狭く細くなったということで、体にとっては危険な傾向です。

　もう一つ、危険を察知して緊急対応すべきなのは、ずっと音がしていたのに急に音がしなくなったという場合。これは大騒ぎしなくてはなりません。音がしなくなるというのは、悪化して空気が通らなくなったということです。つまり、空気の通り道が狭くなっていって最終的にピタッと閉じてしまい、音がしなくなったと考えられるのです。

　逆に誤嚥しかかっていたのが何かの拍子にスーッと通るようになって音がしなくなったという場合も

[図2] 連続性副雑音のアセスメントの手順

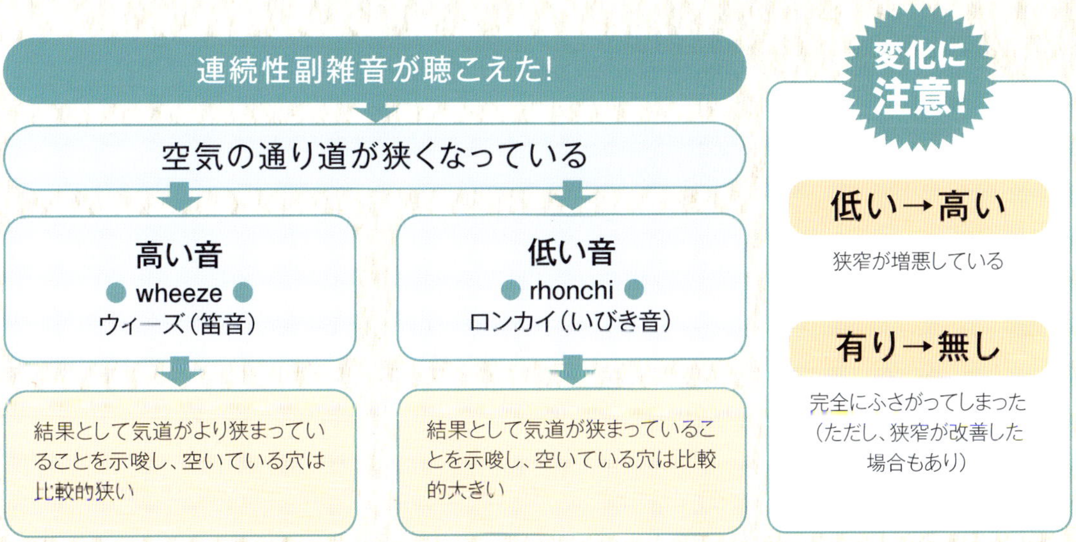

連続性副雑音が聴こえた！
↓
空気の通り道が狭くなっている
↓

高い音	低い音
● wheeze ●	● rhonchi ●
ウィーズ（笛音）	ロンカイ（いびき音）
結果として気道がより狭まっていることを示唆し、空いている穴は比較的狭い	結果として気道が狭まっていることを示唆し、空いている穴は比較的大きい

変化に注意！

低い→高い
狭窄が増悪している

有り→無し
完全にふさがってしまった
（ただし、狭窄が改善した場合もあり）

あるでしょう。いずれにしろ、音がしなくなったときは、よくなったかアウトか、どちらか両極端です。

看護は常に最悪の事態に対応できるようにしなくてはなりません。例えば訪問看護などで、患者さんの家族から「音がしなくなった」という連絡を受けたら、真っ青になって飛んでいくべきです。行って、患者さんを見て、誤嚥が治っているのなら結果オーライ。しかし、無気肺になってしまっているかもしれない可能性があることも頭に入れておきましょう。

Process ▶ 3 断続性副雑音——肺胞の状態とトラブルを考えよう

弾力のない肺に起こる細かい断続性副雑音のメカニズム

呼吸の異常を知らせる音といっても、連続性副雑音と断続性副雑音は別ものです。また、連続性副雑音は高低の違いはあっても、空気の通り道が狭くなっているという点では、体に起こっていることは同じでした。しかし、断続性副雑音は細かい音と粗い音では体に起こっていることが全く違います。まずは細かい断続性副雑音について解説しましょう。

呼吸により入った空気は気管を通り、左右に分かれた気管支に入りますが、気管支はさらに枝分かれして最後には肺胞につながっています。肺はこの肺胞が多数集まってできています。

肺胞は骨がなく、風船のような袋で、空気が入ると膨らんで、なくなるとぺしゃんこになります。紙風船というものをご存じですか？　ゴムの風船と違って、紙風船に空気を入れると、ガサガサと紙の音を立てながら膨らんでいきます。伸びの悪いごわごわした状態の肺胞が膨らもうとすると、パリパリとかチリチリという細かい音を立てます。

つまり、呼吸音がこういう音を発しているときは、肺胞の弾力が低下している状態なのです。特に肺胞に空気が入って膨らもうとするときに肺胞膜表面が引き裂かれるような、ジリジリという音が、吸気のときに聴こえるのが特徴です。その代表例が肺線維症です。肺線維症では治療をしても肺自体を元のしなやかなゴム風船のような状態には戻すことができないため、一旦、肺線維症になると、ずっとこの

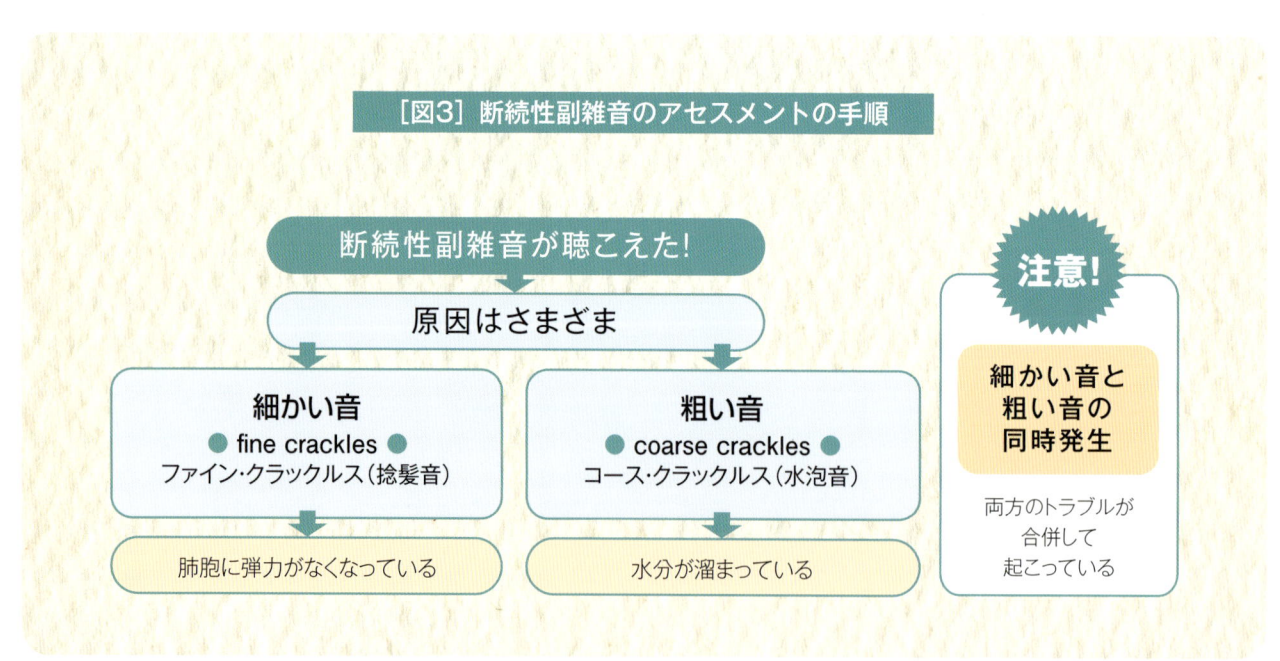

[図3] 断続性副雑音のアセスメントの手順

ような断続的な音がするのです。

不快感を解消しようと咳払いをすることもありますが、咳払いをしても細かい断続的な音は変化しません。なぜなら、咳払いは痰を吐いたり貯留物を除去するための方法であり、ごわごわした肺では貯留物が音を立てているわけではないですから、咳払いをしても細かい断続性副雑音は消えないのです。

粗い断続性副雑音につけられた「水泡音」という別名

水が入っているコップにストローを入れて、フーっと息を吹き込むとブクブクという音がします。同

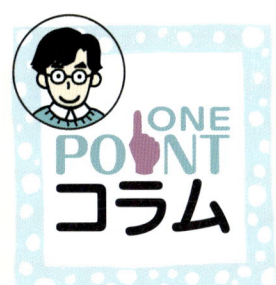

聴き分けた音を整理しておこう

アセスメントで結ぶ音の名前と音の意味

学生たちに時々ナゾナゾのような変わったテストをするのが私の密かな楽しみです。あるとき、音を聴いてその楽器の名前を当てるテストをしました。学生たちが「はて、何の音色だろう？」と首を傾げて答えられなかったのがマンドリンでした。

マンドリンという楽器の名前は知っていたが、その音自体を聴いたことがなかったので分からなかったのでした。

また、珍しい楽器でたまたまその音を聴いたことはあるものの、その楽器自体の名前を知らなくて楽器名を言えないということもありました。つまり聴き分けができるためには、その音を聴いた経験からその音自体を事前に知っていることと、その音を表す名前を知っていて、その両者を結びつけることができる必要があるのです。

呼吸音の聴診も同じなのです。臨床でいろいろな呼吸音を聴いて「おかしい」「変だ」と感じても、それを患者さん情報としてチームにうまく伝えられなかったり、正確に記録できないのは、「聴き分けた音」と「音の表記」がしっかりと結びついていないからです。せっかく異常な音を聴き分けても「普通じゃない」の一言でくくってしまうと、その後の対応に結びつきません。それではせっかくの勉強がもったいないですね。

臨床で聴いた音の記憶を整理しよう

学生時代は異常音自体を聴く経験がないので呼吸音を学ぶのは本当に大変ですが、臨床看護師の強みは実際の音を耳で直に聴いていることです。それがストローのブクブクなのか、紙風船のバリバリなのか口笛のような音なのか、またそれらがどういった理由で起こるものなのかを整理すればよいわけです。ぜひ音の記憶のファイルを整理しておきましょう。

整理ができていれば、聴診器からいろいろな音が組み合わさって聴こえる場合でも的確なアセスメントができます。

音の震源地はその音が最も明瞭に聴こえるところです。つまり、いろいろな音の中でも、聴診器を当てている場所で最も明瞭に聴こえる音を拾えばいいわけです。そこから一つひとつの音を区別していけばいろいろなことがわかるはず。その上で音の意味を読み取っていきましょう。臨床での経験を生かせるようにこの本で呼吸音のアセスメントを学び、看護に役立ててください。

じことが空気の通り道にもいえます。気道に水が溜まっていると、そこを空気が通るときにブクブクという音が立ちます。聴診器で聴こえる低く長めの粗い断続性副雑音はこういう状態を示しているわけです。

このブクブクという音は、局所に水分が貯留していることを示しています。

この2種類の断続性副雑音が一緒に出現する場合があります。もともと肺線維症の患者さんが肺炎を起こして水が溜まったときなどがこれにあたります。

【STEP❷】 基本となる正常音を知る

Process ▶ 1 正常な音と発生場所を理解しよう

異常呼吸音から判断する理由

どうしてわざわざ「異常音」を先に取り上げるのかというと「正常」と結論するためには異常音がしないということが不可欠だからです。「異常音なし」も重要な情報です。そのうえ、異常音が聴こえないだけでは、「正常です」とは言い切れないのです。

正常呼吸音の聴き分けのポイント

患者さんが息を吸ったり吐いたりするときに、その呼吸音は必ず高さ、強さ、長さという情報を出し

[図4] 正常呼吸音と聴診部位

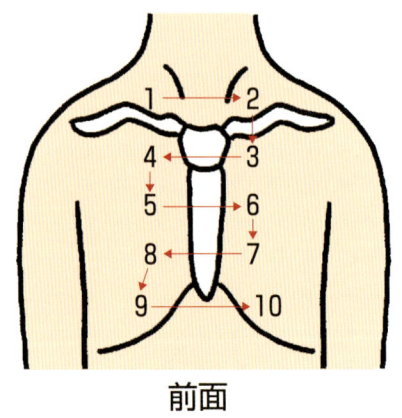

前面

正常呼吸音	聴診部位
気管(支)音	1、2、3、4
気管支肺胞音	5、6
肺胞音	7、8、9、10

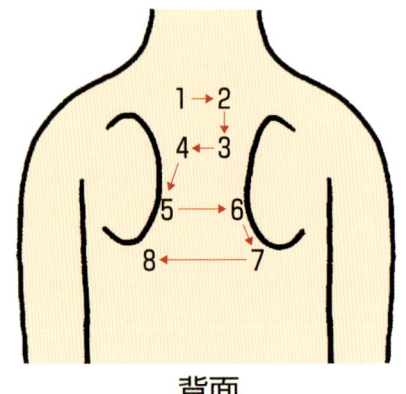

背面

正常呼吸音	聴診部位
気管(支)音	該当なし
気管支肺胞音	1、2、3、4
肺胞音	5、6、7、8

ています。ですから、普通の音なのか異常な音なのか、音の中身を診るためには、高さや強さ、長さに関心を持つことです。

また、呼吸音の音量には個人差があるのですが、左右では音量には差はありません。したがって、呼吸音の音量に左右差が認められたらそれは異常を示すサインと考えられます。そのため、左右交互に対称的に聴取する必要があるわけです（図4）。

もう一つ大事なのが、呼吸音は呼気と吸気の両方を聴いて評価しなくてはならないということです。したがって、一カ所で一呼吸のサイクルを聴き取ってから、次の部位に移ります。

正常な呼吸音の発生場所と特徴

正常呼吸音は「喉元で聴こえる気管支音」と「肺の末梢から聴こえる肺胞音」と大きく2つに分かれます。その複合音ともいえる「気管支と肺の境目辺りで聴こえる気管支肺胞音」を加えれば、計3つがあるともいえます。

ここで重要なのは、「正常な呼吸音」という場合、それぞれの音と発生場所がセットになっていることです（図5）。例えば、聴こえている音は正常な気管支音。でも、発生場所は本来なら肺胞音が聴こえるはずの胸の奥。この場合は正常とは言えません。

患者さんの呼吸音を聴いて正常と判断するには、今聴こえている音に「異常音が付随していないか」どうかを確認し、次に「あるべき音がない、ということはないか」、さらには今聴こえている音が「どの正常音なのか」を判断、そして「その正常音が本来聴こえるはずの場所で聴こえているか」どうかを

[図5] 呼吸音の特徴（正常呼吸音）

音	吸気と呼気の長さ	音の図示※	音調	強度	正常存在部位	異常所見として聴取され得る部位
気管(支)音	吸気<呼気 1:2	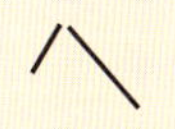 ∧	高調	大きい	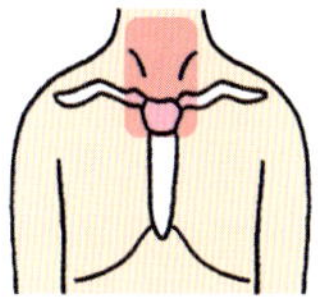 気管直上とその周囲	肺野
気管支肺胞音	吸気=呼気 1:1	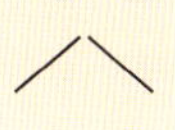 ∧	中音調	中程度	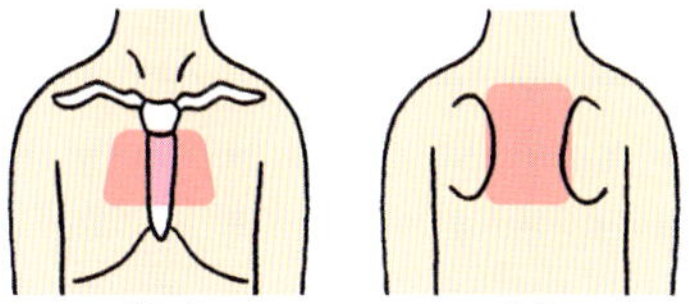 前胸部 第2、第3肋間の左右の胸骨縁／背部 第1～第4肋間の正中から肩甲骨内側縁にかけて	肺野末梢
肺胞音	吸気>呼気 2.5:1	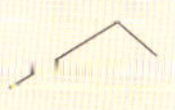 ∧	低調	軟らか	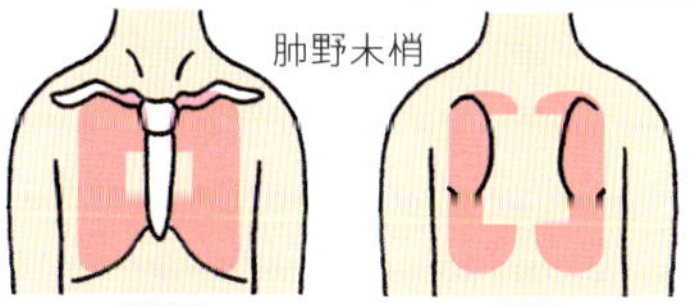 肺野末梢 前胸部／背部	該当なし

※線の長さが音の長さ、太さが音の強さ、傾斜が音の高さ、右上がりは吸気、右下がりは呼気を表す。
〈転載〉山内豊明　著：フィジカルアセスメントガイドブック第2版、p90、医学書院、2011、一部改変.

確認する。これらを全てクリアして初めて「正常」と判断できるのです（図6）。

3つの正常音の特徴

ではここで、正常な3つの音と特徴を、みなさんの臨床経験によって獲得している「音のカタログ」と照合しながら整理しましょう。音は第三者に伝えるのが難しいので、仲間内の用語（病院方言）を使ったり、体験的知識（音の記憶）のまま曖昧にしたりしないで、正常音の名称と音の記憶を結びつけてください。

「気管（支）音」の正常音

喉元すなわち「前胸部の気管支上部」で聴こえます。高く大きな音で、1：2の比率で吸気よりも呼気が長く聴こえます。そして、吸気から呼気に変わるときに音が途切れます。

「気管支肺胞音」の正常音

気管支音よりも下のあたりで、吸気と呼気の比率が1：1で音調も強さも中程度の音が聴こえます。気管支音と同様に吸気から呼気に変わるときに、瞬間的に音が途切れます。

「肺胞音」の正常音

上記2つを除く肺全体で、軟らかく低い音として聴こえます。吸気と呼気は2.5：1で、吸気のほうが長くて、呼気と吸気の間で音が止まることなくゆるゆると続いているのが特徴です。

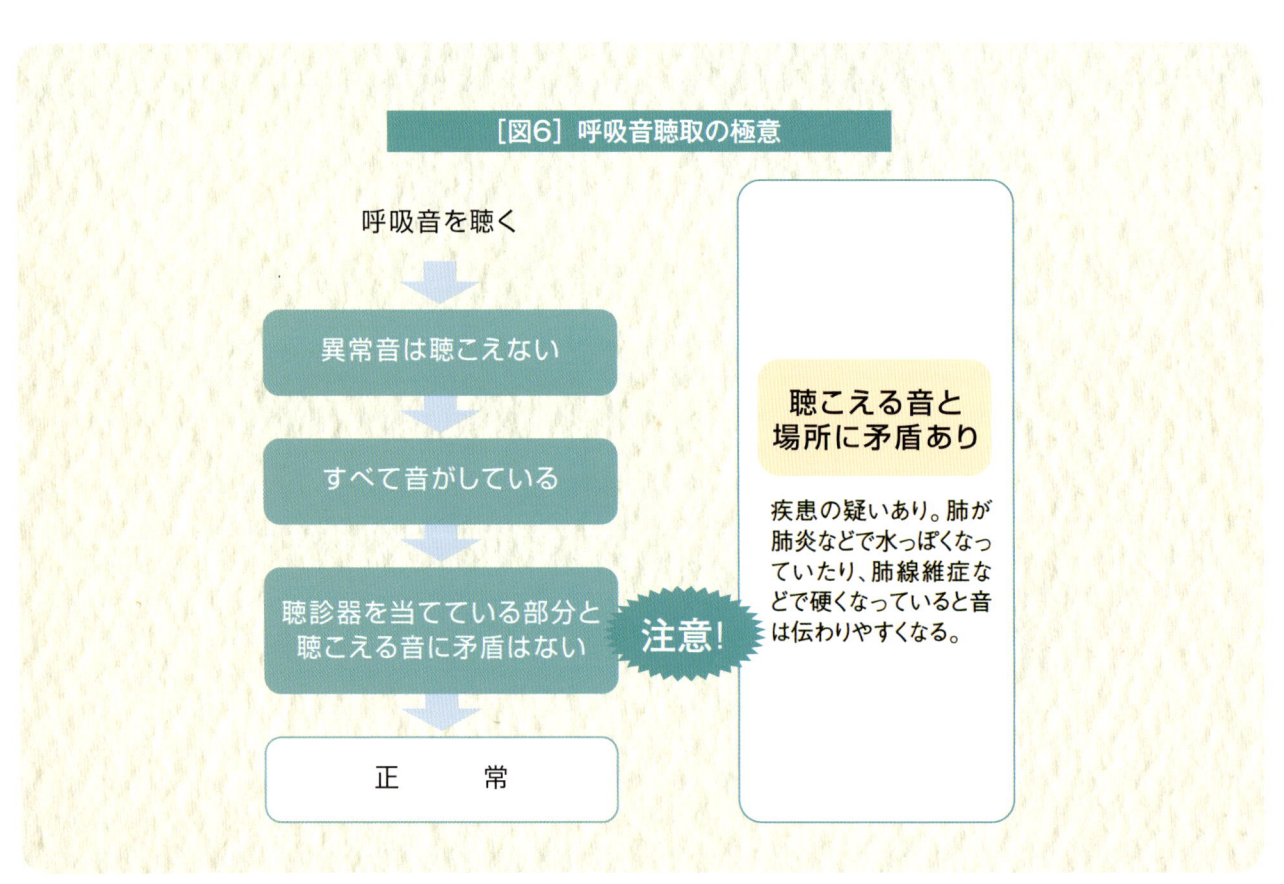

[図6] 呼吸音聴取の極意

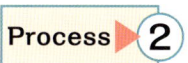 正常な呼吸音のメカニズムを知っておこう

吸気より呼気が長く音が大きい気管支音

　成人の1分間の呼吸数は15～20回くらい。呼吸の1サイクルは、吸うのを1、吐くのを1.5、次の動作に移るまでの休憩を1というリズムなので、この一連の呼吸動作にかかるのは約3.5秒。量に目を向けると、1回の呼吸でだいたい500mLの空気を吸ったり吐いたりしています。

　つまり、1秒間に500mLのペットボトルほぼ1本分の空気を吸って、1.5秒で同じ量を吐き出しているわけです。空気だからスーハーできますが、これが水だったらブワ～ッと飲んでガ～ッと吐き出すのはけっこう大変です。

　喉の気管が肺胞に比べて太いとはいっても、決して広くはありません。狭い通り道を1秒や1.5秒間で500mLもの大量の空気が通り抜けるために、ゴーッという大きな音がするのです。そして吸気が短く呼気が長いというのは、私たちの呼吸パターンそのままを反映しているわけです。

呼気より吸気が長く音が小さい肺胞音

　肺胞というのは1本の気管が左右に分かれて、さらに23～24回くらい枝分かれして細かな蜂の巣のようになっています。その肺胞はゴム風船状の袋になっているわけですが、これを切り開いて隙間なく並べていくと、表面積の総計はテニスコート半面分に相当します。

　500mLの水をテニスコート半面にまいたらどうなるでしょうか。どんなに均等にまいても、水分はごくわずかしか行き渡りませんよね。ですから1呼吸で500mLの空気が出入りしても、それぞれの肺胞ではごくわずかの空気の出入りしかないので、音が小さいわけです。

　気管支音とは逆に呼気より吸気が長いのも、肺胞の末端で音が聴こえるのではなく、枝分かれの10段

[表] 正常呼吸音聴診のポイント

1	呼気と吸気の長さを聴き比べる
2	呼気と吸気の間の「音の途切れ」を聴き取れるかどうか意識する
3	聴診器を当てている部分と実際に聴こえている呼吸音に矛盾がないかどうか判断する
4	左右差を聴き比べる

階目くらいのところで聴こえていて、そこから先は音が弱すぎて聴こえないからです。空気の通り道がだんだん狭くなっていき、狭いところに入り込もうとすればするほど音が立ちやすく、狭いところから広いところに出るときには音は立ちません。だから肺胞音は吸気だけで呼気はほとんど音がしないというわけなのです。

最後に正常呼吸音の聴診のポイントを表にまとめておきます。正常と言いきるためには、1〜4までの情報を集めることが必要です。

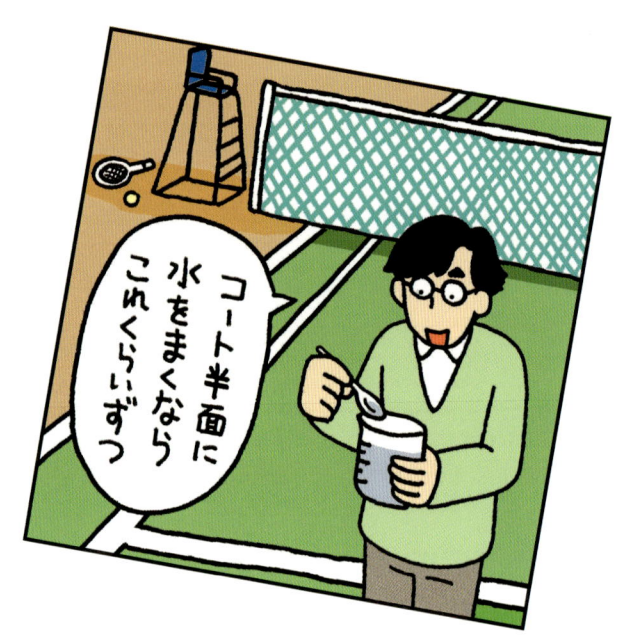

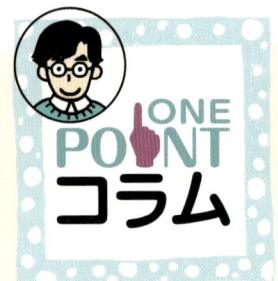

「エア入り良好」とはどういう意味？

聴診をして、患者さんの呼吸を評価するという、この一連の情報と判断の結果を申し送りや看護記録などでたった一言「異常なし」としてしまう例がしばしば見受けられます。患者さんの呼吸状態にトラブルが発生していないということを伝えたつもりですが、これは正確な情報ではありません。

「異常なし」というのは聴診した看護師の判断結果にしか過ぎないからです。

患者さんの呼吸音を聴診した結果、付随する異常音は聴こえず、しかるべき場所から正常な音が聴こえた、だから異常がないと判断した。こういう事実（根拠）と判断をセットで伝えるべきなのです。

同じように間違った情報表現としてよく見聞きするもので「エア入り良好」というものがあります。

「エア入り」について確実に言えるのは、その「あり・なし」についてだけです。音の大小は必ずしも換気の「良し・悪し」とは比例していません。たとえ、ゴーゴーと大きな音がしていても呼吸状態がいいとは言いきれません。なぜなら、気道が狭くなっているために発生する異常を示している場合があるからです。

どんな音が、どこで、どのように聴こえたのか。その事実からどういうアセスメント結果を導き出したのか。この2点が伝えるべき情報なのです。つまり、「右のほうが呼吸音が小さく聴こえた」や、「換気に伴う音が左右差なく聴こえたので、異常なし」のように書く（伝える）とよいでしょう。

特に経過観察の患者さんの場合、変化を読み取るためにはこの2つの情報が欠かすことができません。

事実と判断を混同しないで、正確にアセスメントの結果を伝え、患者さんのケアに役立つ情報として活用しましょう。

【STEP❸】 肺の構造を把握しながら呼吸音を聴取する

呼吸のトラブルは圧倒的に下葉が多い

図7のように肺は左右２つに分かれているうえに、右肺は上葉・中葉・下葉、左肺は上葉・下葉という具合に分かれています。仕切りのある個室に分かれて機能しているので、聴診器を当てるときには、肺のどの部屋の音を聴いているのか、わかっていないと適切なアセスメントにつながりません。

聴診の際にもう一つ留意してほしい点は、下葉の音を丁寧に聴くこと。肺のトラブルの多くは、実は圧倒的に下葉で起こります。なぜなら、胸水が溜まった場合も食べ物を誤嚥した場合も、重力の法則に従って下に向かうからです。

そして下葉の音は背中から聴くのが鉄則です。前から肺の音を聴くと、ほとんどは上葉の音しか聴こえてきません。しかし背中からならば、左右いずれも上３分の１が上葉で、その下の３分の２くらいが下葉なので正面からよりも多くの情報が得られます。

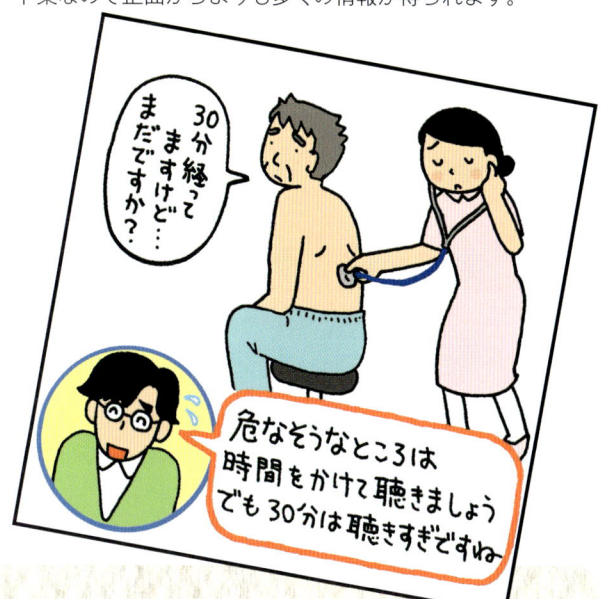

[図7] 肺葉の区分

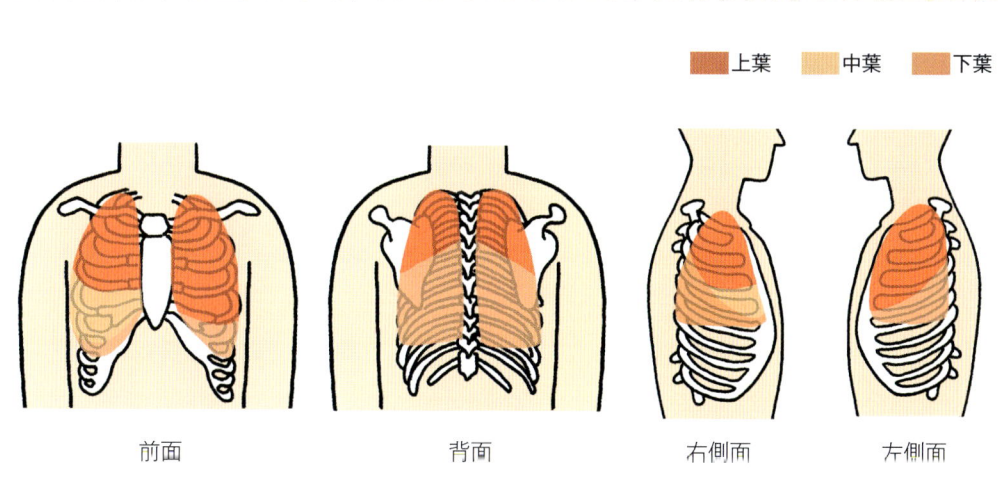

【STEP❹】 循環とセットで危険信号を読み取る

Process ▶ 1 呼吸器の機能を考えてアセスメントしよう

**呼吸音では読み取れない肺の
ガス交換と血液循環**

　口や鼻から息を吸って、空気を肺胞まで送る「換気」。酸素と不要になった二酸化炭素を入れ替える「ガス交換」。取り込んだ酸素を体の隅々まで届けるために心臓へ送り出す「循環」。呼吸器としての肺が担う重要な任務はこの3つです。

　ところが、特殊な道具を用いないかぎり、私たちが確認できるのは換気だけです。呼吸音を聴くのも、胸の動きを見るのも、すべて空気の出入りを確認しているだけ。呼吸のアセスメントをしているというのは、実態は換気のアセスメントなのです。

　呼吸音だけでは、ガス交換や肺の中の血液循環は確認しようがありません。この限界を知っておくことは大切です。

　例えば、肺梗塞。患者さんが突然呼吸困難になるけれど、呼吸音は普通に聴こえます。なぜなら、肺の中で血の巡りが途絶えてしまっていても、換気には影響がないので呼吸音が聴こえるのです。

　最終的に酸素が体の隅々まで届いてしっかり取り込まれているかどうかを見る手がかりが、次に述べるチアノーゼとばち状指です。

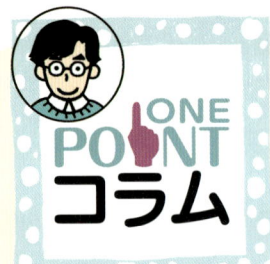

聴診器の膜型とベル型はどう使い分ける？

　それぞれの型には得意、不得意があります。

● 膜型
　膜全体が皮膚についていなくても、一部が密着していれば体内の音を聴き取れます。しかし膜が張ってあるので、低い音を遮ってしまい、高い音しか聞こえません。

● ベル型
　高音も低音も聴き取れますが、お椀のような形になっているため体表に当てた際に少しでも隙間があると雑音が入ってきます。また、雑音が入らないようにギュッと押しつけると皮膚が張りつめてそこに新たに膜が生じるため、低音を遮ってしまう欠点もあります。

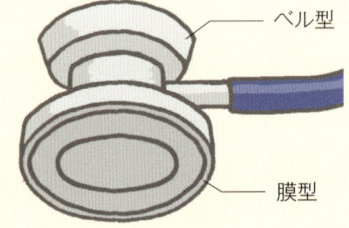

　左記のような特性を理解したうえで、通常は扱いやすい膜型を使い、低い音を聴き取りたい場合にベル型を使うといいでしょう。

　呼吸音などは実は高い音なので、膜型が適しています。ベル型で聴いたほうがいいのは、血管雑音を聴き取る必要がある場合です。動脈が細くなっていると血管が通りにくいので、ズッズッという低い音がします。

Process 2 呼吸と循環をセットで酸素の行方を追いかけよう

**チアノーゼの有無で
瞬間的な酸素量を見る**

　チアノーゼとは、爪や唇が紫色に変化した状態です。爪や唇は血液が透けて見えるので、健康ならば明るい赤い色になるはず。では、チアノーゼだと、なぜ紫色になるのでしょうか？　謎を解くカギは血液中のヘモグロビンが握っています。

　手の甲を見るとうっすらと青い静脈が透けて見えるでしょう。酸素を持ったヘモグロビンは赤っぽく、酸素を放すと青っぽくなります。本来、静脈内を流れる血液は、老廃物や炭酸ガスなどの成分を多量に含んでいるうえに、ヘモグロビンが酸素と結合していないため暗赤色をしています。これをピンク色の皮膚を通して見ると、赤い色の成分が皮膚の色と溶け合って青い色が残って見えるわけです。赤い文字の上に赤い下敷きを重ねると文字が消えて見えるでしょう。それと同じ理屈です。

　爪や唇が紫色に見えるということは、そこには酸素と結合していないヘモグロビンが一定量以上に多いことを示しているのです。

　つまり、チアノーゼは酸素を運んでいないヘモグロビンの絶対値、すなわち「今この瞬間」の「酸素量」を表しているのであり、爪や唇の紫色は「酸素が一定以上不足しています」という危険信号と理解しなくてはなりません。だからこそ、患者さんにチアノーゼが見られたら、呼吸をしていても「酸素が体に取り込まれてない」と察知して慌てるべきなのです。

　また、貧血の患者さんは特に注意が必要です。通常、毛細血管の酸素を持たない脱酸素ヘモグロビン

[図8] ばち状指

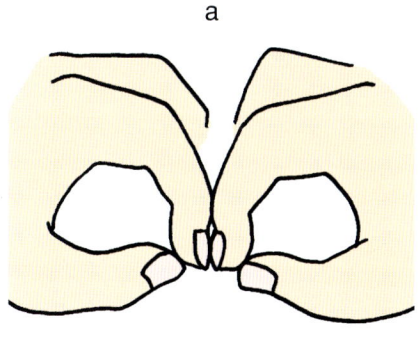 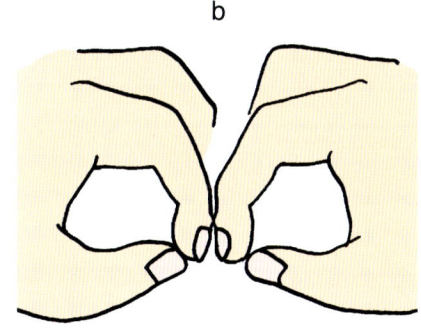

a　正常な指。第一関節を背中合わせにすると、爪と爪の間に細長い菱形の空間ができる。

b　ばち状指。爪の付け根が盛り上がり、図のように爪同士が当たらない。
また、指端を押すとへこむ（爪のつけ根の軟部組織の浮腫）。

（俗に還元ヘモグロビンともいわれる）が5g/dℓを超えて増加するとチアノーゼが見られます。しかし、貧血の場合はもともとのヘモグロビン量が少ないので、チアノーゼという危険信号には結びつきません。したがって貧血の患者さんでは、チアノーゼがないからといっても油断禁物なのです。

ばち状指の有無で酸素不足の経過を把握

酸素の供給量が必要なだけ満たされているかどうか、目で確認できるもう一つの総合指標が、ばち状指です。チアノーゼが「今この瞬間」の酸素供給不足を示しているのに対し、ばち状指は数カ月にわたるような「ここしばらく」の慢性的な酸素供給不足の指標です。

ばち状指という名称は、その形が太鼓のばちに似ているところからつけられました。体の隅々に酸素が十分に行き渡っていない状態が長く続くと、爪の付け根のところにむくみが生じます。そのため指先が膨らみ、横から見ると爪が盛り上がるような、前から見ると横に指がせり出すように見える形状変化が現れるのです。

観察のポイントは爪の付け根の角度です。通常は160度くらいですが、ばち状指になると180度を超えます。わかりにくいときは、図8のように両手の指の背中同士と爪の先を合わせてみてください。細長い菱形の空間ができれば大丈夫（p.21、図8-a）。菱形の空間が見えなければばち状指（p.21、図8-b）なので、慢性の呼吸不全などにより「ここしばらく」の慢性的な酸素供給不足が続いている可能性があります。

ばち状指はうっ血性心不全や肺がんなどの危険信号でもあるので、患者さんにこうした徴候があれば要注意です。

Process ▶ 3 モニター過信の落とし穴に注意しよう

必要なのは酸素の絶対量
モニターの数値は相対量

呼吸音だけではわからないガス交換や血液循環のもう一つの指標が、パルスオキシメーターが表示する数値です。

パルスオキシメーターは、経皮的に血液の酸素飽和度を測る器具です。目に見える赤色光と目に見えない赤外光の2つの光を当て、動脈血の酸化ヘモグロビンと還元ヘモグロビンの吸光度の違いによって血中の酸素の割合を示しているのがパルスオキシメーターなのです。

つまり、パルスオキシメーターは、血液中のヘモグロビンの何パーセントが酸素を持っているのかという割合を示しているのです。絶対量としての酸素がどのくらい血中に流れているか、という具体的な情報ではありません。

どんなにパルスオキシメーターの数値が高くても全体にヘモグロビン量が少なかったら、つまり貧血だったら、患者さんはつらい状態です。パルスオキシメーターの数値が示すパーセンテージは患者さんの体内の酸素量をある程度反映してはいるけれど、基本的にパーセンテージは絶対量とイコールではないことを忘れないことです。

学生が「SpO_2が94だからいいと思います」などと言うことがありますが、もしその患者さんが貧血だったら全然大丈夫ではありません。SpO_2の数値の意味がわかっていないからこういう誤解をするのです。

体の隅々まで酸素が行き渡っているかどうかは、酸素の絶対量が問題なのです。

モニター機器は有効な道具ですが、うまく使いこなすには表示されていることの意味を理解しておく必要があります。

Column 知っておきたい

診断とアセスメントの違いって？

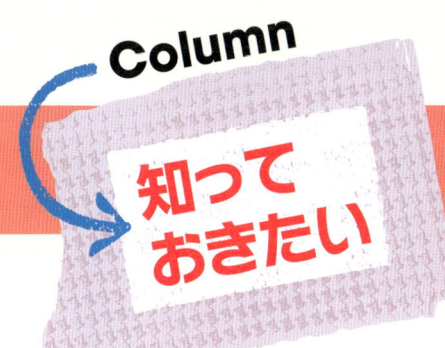

　推理小説を読みながら犯人が誰かを考えていくときに、いろいろな手がかりから推理することでしょう。実は、フィジカルアセスメントも同様なのです。患者さんから受け取るさまざまな情報を手がかりとして、考察や判断を重ねた結果がアセスメントなのです。

　例えば、患者さんの足浴をしようという場面で、患者さんから「今日は気が進まない」という反応があったとします。看護師は心身の状態を観察した結果として「延期しよう」とか、「いや、汚れているので衛生面からもどうしても足浴をしなくてはいけない」と患者さんを説得する。どちらの結果にたどり着いても、すべてそれは看護師の判断です。

　このように、患者さんの反応を見ながら、一つ一つ判断してケアを実践していく。この過程がアセスメントなのです。

　アメリカ看護師協会（ANA）では、疾病そのものをみるのではなく、病気を抱えていることで患者さんがどのような思いをしているのか、日常生活でどのような支障があるのかといった、「疾病による患者さんの反応に対して、働きかけるのが看護である」ということを看護の定義としています。

　看護は人間の反応を見て対応する仕事。ですから、アセスメントをしていない看護というのはないのです。

　では診断とアセスメントにはどういう違いがあるのでしょう。例えば医師が診察を行う場合、さまざまな情報をもとに、その中から最も確率の高い疾患名・症状を1つ掲げるのが診断です。これは患者さんの身体に起こっている反応がなんであるかを、その時点で仮にでも確定する作業です。そして、これは看護診断も同様です。

　一方アセスメントとは、さまざまな情報を、複数の意味あるまとまりに整理していくことです。何かの現象が目の前にあった場合、その原因とは「1対1」の因果関係で結ばれるものではなく、「多対多」の関係である、という前提に立っています。ここが診断とアセスメントの相違であることを理解しておいてください。

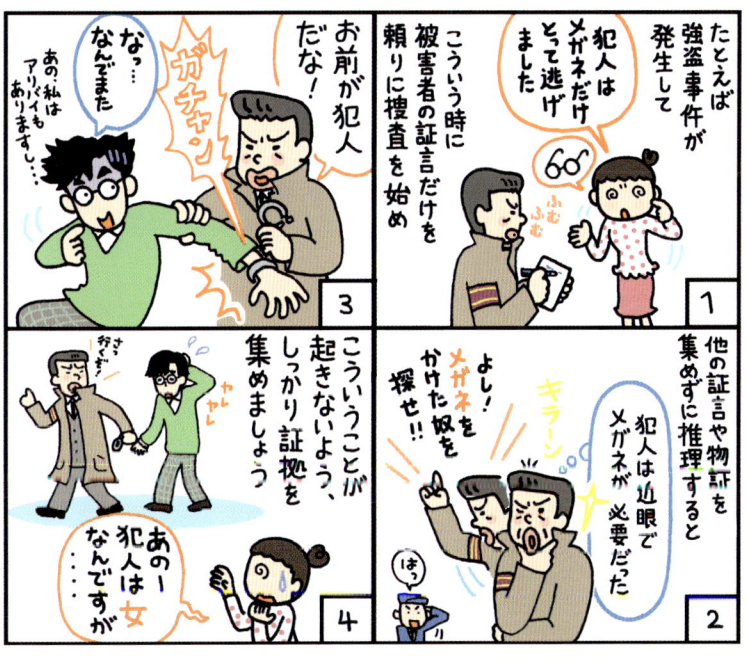

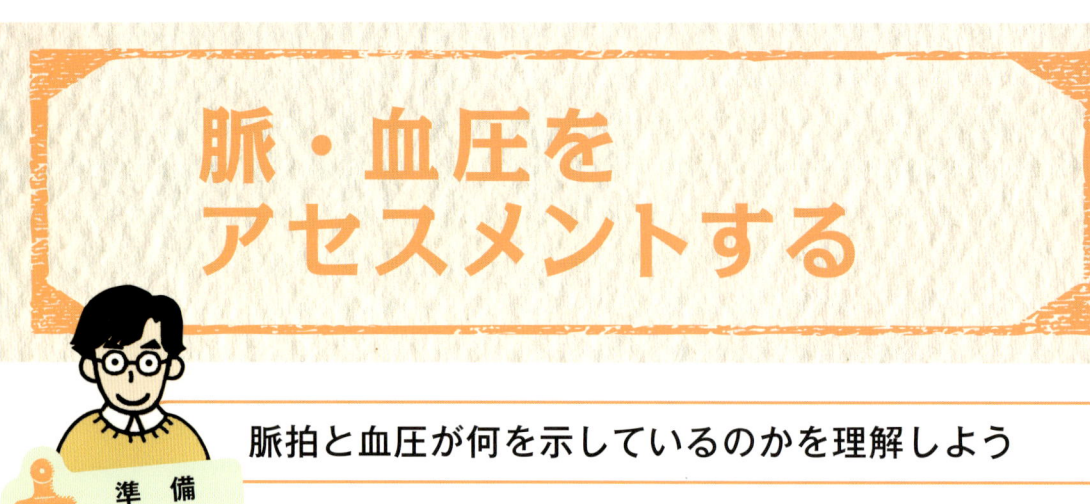

脈・血圧をアセスメントする

準備

脈拍と血圧が何を示しているのかを理解しよう

01 バイタルサインの脈拍と血圧が表す意味

　私たちの体は60兆個もの細胞でつくられていますが、その一つひとつが、酸素を求めています。肺が取り入れた酸素は血液に乗って、体の隅々に運ばれます。このときに収縮と拡張を繰り返して血液が全身を巡るように押し出しているポンプ役が心臓なのです。しかし、心臓がどんなに動いていても、押し出した血液の流れが円滑に進まないと、細胞に必要なだけの十分な量の酸素が配れません。

　酸素だけではありません。栄養素も同様に、血液と共に運ばれています。逆に不要な炭酸ガスや老廃物も血液に乗ってしかるべきところに運ばれ、体外へと排出されるのです。

　ですから、血液が体の隅々に行き渡っているかどうかという、運搬役の働きぶりをチェックすることは、とても大切なことといえます。そして、これを確認する指標が、看護の基本ともいえるバイタルサインのチェック。脈拍の触知でポンプ役の心臓が働いて血液を送り出しているかどうかがわかり、運ぶ勢いがどの程度なのかを血圧が知らせてくれるわけです。

02 脈拍と血圧の「数値」がそれぞれ表す意味

　心拍は、血液を流し出すときの心臓によって生まれた最終的な拍動を表しています。血圧は血液の流れる勢いを数値に置き換えたもので、心臓が拍動し、押し出された血液が血管の内壁に与える圧力を指しています。

　心臓が収縮して動脈に血液を送り出した瞬間の血圧を「最高血圧（収縮期血圧）」、心臓が拡張して血液を溜めている間の動脈にかかる圧力が最低になったときの血圧を「最低血圧（拡張期血圧）」といいます。最高血圧と最低血圧の差が「脈圧」で、脈圧が波動として末梢の動脈に達し、脈拍となります。

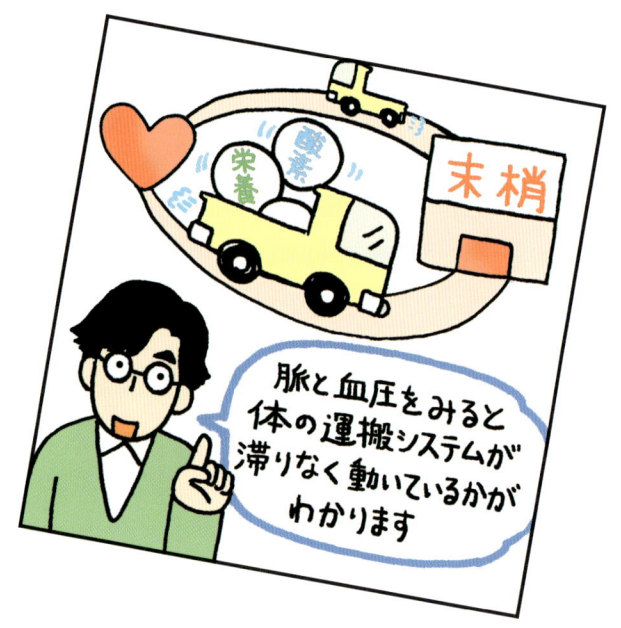

03 脈拍と血圧で循環動態を把握する

　脈拍は血液が押し出されるリズムを、血圧は押し出された血液が流れる勢いを、それぞれ数値に置き換えたものです。
　どちらも血液が全身を巡る状態をみていますが、少し視点が異なります。ですから、患者さんの循環動態を把握するには、この2つの情報を組み合わせてアセスメントすることが大切なのです。

【STEP❶】脈拍と血圧の測定、緊急判断の基本を知る

 脈拍測定の基本

触知は手首の橈骨動脈で

　脈拍測定は、一般的に手首の橈骨動脈に示指・中指・薬指の3本の指を軽く当て、しばらく様子をみてリズムをつかんでから、1分間に脈拍が何回生じているかを数えます。
　心室が収縮して血液を大動脈に送り込むときに波動が生じ、それが全身の動脈に伝わるのを利用して、体表面近くを走る動脈を触知して脈拍を測定するのです。

　脈拍を触れることのできる動脈はいくつかあります。橈骨動脈に触れるのが一般的なのは、体表近くを走っているので触れやすいうえに、衣服が触知の妨げにならない部位なので、緊急の際にも即座に脈拍を触知できるからです。

正常な脈拍の数値

　1分間に60〜100回の脈拍数が正常とされていますが、個人差があり、一般的に高齢者の脈拍は遅く

［図1］脈拍触知

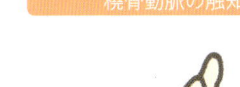 橈骨動脈の触知　　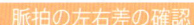 脈拍の左右差の確認

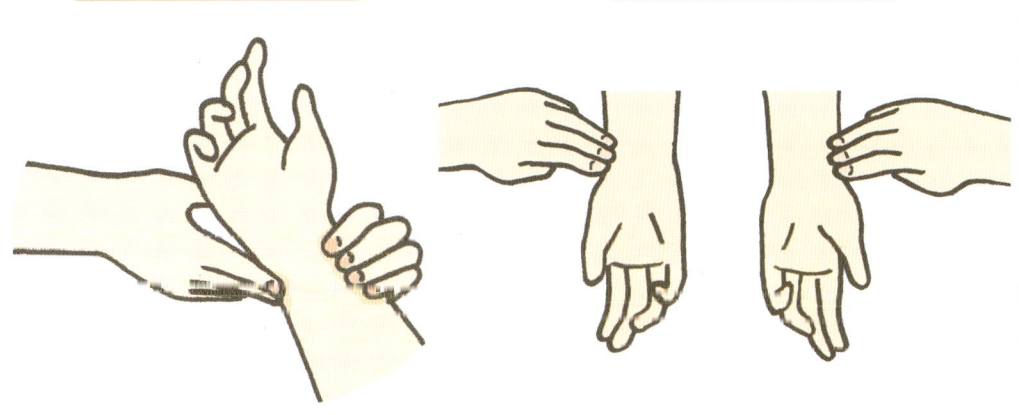

なります。1分間の脈拍数だけで正常か異常かを判断するのではなく、リズム、脈の大きさ（強さ）、緊張度、立ち上がりなども確認するようにしましょう。フィジカルアセスメントの際には、患者さんの既往歴を含めた基本的な情報も考慮して判断することが大切です。

左右差がある場合と微弱時の触知方法

初めて脈をとる患者さんの場合は、両腕の橈骨動脈を同時に触知して左右差を確認するようにしまし

[図2] 脈拍を触知できる動脈

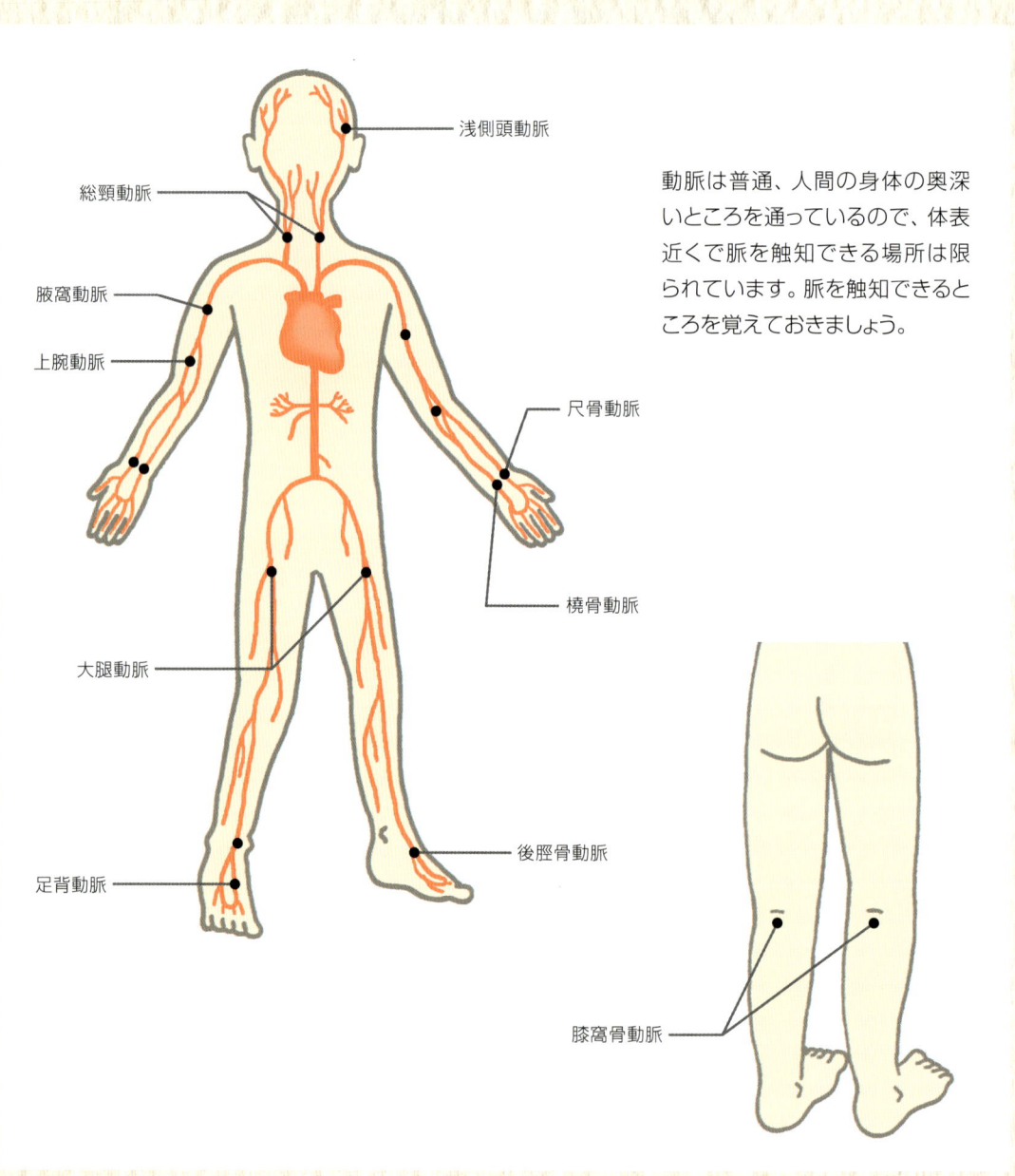

動脈は普通、人間の身体の奥深いところを通っているので、体表近くで脈を触知できる場所は限られています。脈を触知できるところを覚えておきましょう。

ょう。正常な場合は、基本的に左右差はありませんが、脈拍は血液が行き届いているかどうかという運搬状況を表しているので、万が一、左右差がある場合は、どちらかに血行障害があることが考えられます。特に高齢者や脳梗塞などの既往歴がある患者さんは要注意です。

また、左右の上腕動脈の血圧を測定して、その差が20mmHg以上あれば、実際に血行の差が生じていると判断できます。

脈拍からの緊急判断

一般に最高血圧（収縮期血圧）が80mmHgを下回ると、橈骨動脈では脈拍が触知できないといわれています。橈骨動脈で脈が触れない場合は、肘の上腕動脈、下肢の膝窩動脈などで触れてみてください。それでも脈が触れにくい場合は、命にかかわる緊急事態なので迅速な対応をしなくてはなりません。

また、脈が非常に微弱な場合、触れている脈が自

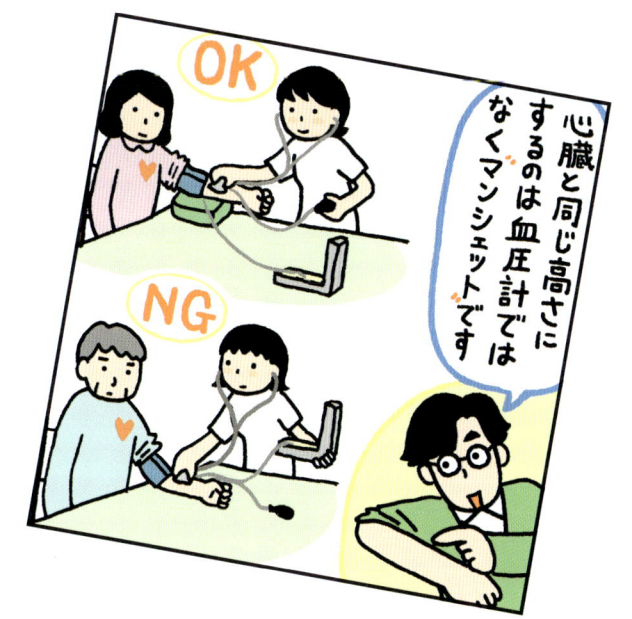

心臓と同じ高さにするのは血圧計ではなくマンシェットです

分の指先の拍動なのか患者さんのものか、わかりにくいことがあります。こういう場合は、患者さんの

［表1］不整脈の種類と特徴

	不整脈	特徴
頻脈	洞性頻脈	100〜150回／分。整脈として触れる。規則的だが、脈拍は速くなる。
	発作性上室性頻拍	160〜200回／分。整脈として触れる。
	心房粗動	160〜200回／分（症状によっては、60〜100回／分と正常の場合もある）。不整脈として触れる。ただし、整脈の場合もあり。
	心室性頻拍	150〜200回／分。整脈だが、脈拍は速い。
	期外収縮	不整脈として触れる。
	心房細動	不整脈として触れる。
	心室細動	不整脈として触れる。
徐脈	洞性徐脈	40〜60回／分。整脈として触れる。規則的だが、脈拍は遅くなる。
	呼吸性不整脈	不整脈。脈拍は深吸時には数が増え、深呼気時には減少する傾向がある。
	房室ブロック	Ⅰ度の房室ブロックでは、脈拍は不整脈として感じない。

脈に触れながら、自分自身のもう一方の手の指で患者さんの脈を触れている自分の手首の橈骨動脈または尺骨動脈に指を当て、それぞれの指先で感じる拍動が同期していなければ、患者さんに触れている指で確認できる脈が患者さんのものと確認できます。

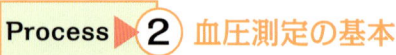

Process 2 血圧測定の基本

血圧はマンシェットと心臓を同じ高さで測定

手首にマンシェットを巻くだけの家庭用血圧測定器も普及しているくらいで、医療機関で使用している血圧計にもいろいろなタイプがあります。ここではどのタイプにも共通する基本事項を紹介しておきます。

血圧は、患者さんが安静な状態で測定しますが、安静の目安はAHA（米国心臓病協会）によると「座位で5分間以上」とあります。しかし、若年健常者の最低血圧（拡張期血圧）は10分間以上座位を保つことで安定するので、可能なら10分間以上が望ましいといえます。

患者さんにはマンシェットを心臓の高さに置いてもらいます。というのも、マンシェットを心臓よりも下げると、下げた分だけ大気圧が余計に加わるので、血圧値が低くなってしまうからです。

血圧は一般に動脈の音の変化を聴診して測定します。現在はデジタルが主流ですが、水銀計を用いる際の血圧測定で聴診されるコロトコフ音の変化については**図3**を参照してください。

高いか低いか、正常か異常か

血圧は時間や環境によって変動しやすく個人差もあるため、測定値が高ければ「血圧が高い」とはいえますが、必ずしも「高血圧症」とは断定できません。

血圧測定の結果を記載する場合には、どの部位で、左右どちらで、どのような体位で、何時に測定したのかを付記しましょう。測定値だけでは生きた情報

[図3] コロトコフ音

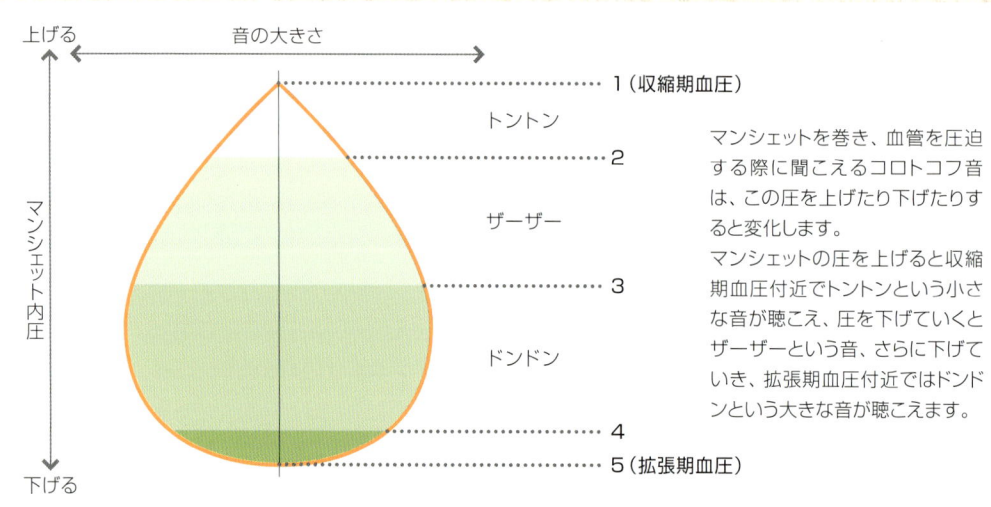

マンシェットを巻き、血管を圧迫する際に聞こえるコロトコフ音は、この圧を上げたり下げたりすると変化します。
マンシェットの圧を上げると収縮期血圧付近でトントンという小さな音が聴こえ、圧を下げていくとザーザーという音、さらに下げていき、拡張期血圧付近ではドンドンという大きな音が聴こえます。

とはいえません。また、初めて血圧を測る場合は、左右を測定し左右差の有無を確認します。収縮期血圧で20mmHg以上差があったら、大血管系のトラブルを示唆します。また左右差があった場合は、次回以降は高い測定値側で測るのが原則です。

血圧測定は30秒以上の間隔をおいて2回行い、その平均値を測定値とします。個人差はありますが、高血圧治療ガイドライン2009の基準でみると、成人の場合、最高血圧（収縮期血圧）が130mmHg未満、最低血圧（拡張期血圧）が80mmHg未満であれば正常といえます。

［表2］血圧値の分類（成人）

分類	収縮期血圧(mmHg)		拡張期血圧(mmHg)
至適血圧	<120	かつ	<80
正常血圧	<130	かつ	<85
正常高値血圧	130〜139	または	85〜89
Ⅰ度高血圧	140〜159	または	90〜99
Ⅱ度高血圧	160〜179	または	100〜109
Ⅲ度高血圧	≧180	または	≧110
（孤立性）収縮期高血圧	≧140	かつ	<90

＜転載＞日本高血圧学会高血圧治療ガイドライン作成委員会　編：高血圧治療ガイドライン2009、p.14、ライフサイエンス出版、2009.

［表3］小児・青年期の健診用の高血圧基準

		収縮期血圧(mmHg)	拡張期血圧(mmHg)
幼児		≧120	≧70
小学校	低学年	≧130	≧80
	高学年	≧135	≧80
中学校	男子	≧140	≧85
	女子	≧135	≧80
高等学校		≧140	≧85

＜転載＞日本高血圧学会高血圧治療ガイドライン作成委員会　編：高血圧治療ガイドライン2009、p.84、ライフサイエンス出版、2009.

【STEP❷】 測定結果を評価する

Process ▶ 1 脈拍——異常と正常の変動の幅に注目

異常と正常の判断

　正常な脈拍数は60〜100回／分です。ただし、脈拍数には年齢差や個人差があり、時間帯や安静状態、感情の起伏によっても変わります。特に患者さんがベッド上で安静にしている場合などは、少し体を動かしただけでも脈が速くなってしまうことがあります。また、一般的に高齢になるほど脈拍は遅くなるので、高齢者は60回／分前後となります。ですから、60〜100回くらいは、許容範囲と考えていいでしょう。

　このように私たちの心臓は1分間に60〜100回の範囲で規則的に動いていますが、心臓の拍動のリズムが乱れたり、脈の数が正常より増えたり減ったりする状態が脈の異常です。

徐脈と判断する目安

　このうち、脈が遅くなるのが徐脈です。1分間の脈拍数が60回以下を徐脈とする場合もありますが、50回以下を徐脈とする場合もあります。

緊急対応すべき徐脈

　徐脈で注意したいのは、25〜40回以下の場合。これは「動け」という命令の伝達路が切れてしまった状態で、心臓が動かない完全房室ブロックなどの恐れがあり、緊急を要するからです。

頻脈と断定する前に原因を精査

　逆に1分間に脈拍が100回を超えたら、頻脈です。頻脈の原因には、発熱、甲状腺機能亢進、貧血などが考えられます。

リズムの確認で緊急判断

　このほかに脈拍を評価する際には、拍数だけではなくリズムも確認するようにしましょう。

　息を吸うときに脈拍数が増え、吐くときに減る症状を呼吸性不整脈といいますが、その変動が10％未満であれば病的とはみなされません。

　瞬間的に脈が飛んだり、抜けたりするのが、期外収縮と呼ばれる不整脈です。これは心臓の拍動が1回だけ早めに打ってしまうために起こる症状です。本来のリズムより早めに刺激が出て心臓が動くため、1回の拍動で十分な血液が末梢の動脈に伝わりません。実際は心臓が動いているのに、拍動で生じた圧力が弱いので末梢に伝わらず、その分だけ脈が抜け落ちてしまうというわけです。大きな心配はないことが多いのですが、念のために心臓病がないかなどを、心電図検査などで確認しておきましょう。

　リズムが全く不規則な場合には要注意です。心房細動などの場合も考えられますが、医師に連絡をしましょう。

Process ▶ 2　血圧——測定値のとらえ方

「血圧が高い」と「高血圧」の違い

　血圧は時間や環境によっても変化します。空腹時や寝起きの場合は低めになり、寒いところで測ると血管が収縮して高めの測定値になるという具合です。ですから、たまたま測った血圧が高いときに「血圧が高い」とはいえますが、決して「高血圧症」とはいえません。繰り返して測定した平均の最高血圧（収縮期血圧）が140mmHg以上、あるいは最低血圧（拡張期血圧）が90mmHg以上なら、高血圧と診断できます。

　高血圧の分類についてはWHOの基準に従います。最高血圧（収縮期血圧）および最低血圧（拡張期血圧）の測定結果が測定時によって異なった場合には、より高い数値の分類を適用します。

高いか低いか数字が示す意味

　バイタルサイン測定で患者さんの血圧が高くなっているときに注意してほしいのは、「血圧が高いからすぐに降圧剤を」という思い込みです。例えば血圧160mmHgの患者さんの普段の血圧が150mmHgであれば、決して急激な変動とはいえません。このように患者さんの通常血圧を把握しておいて、比較検討することが大切です。

　測定値は一つの事実です。しかし、たった一つのデータだけで判断するのは早計です。測定結果はあくまでも数値であり、患者さんの周辺情報を加味して考察した結果が判断であり、どういうケアに結びつけるかが大事なのです。

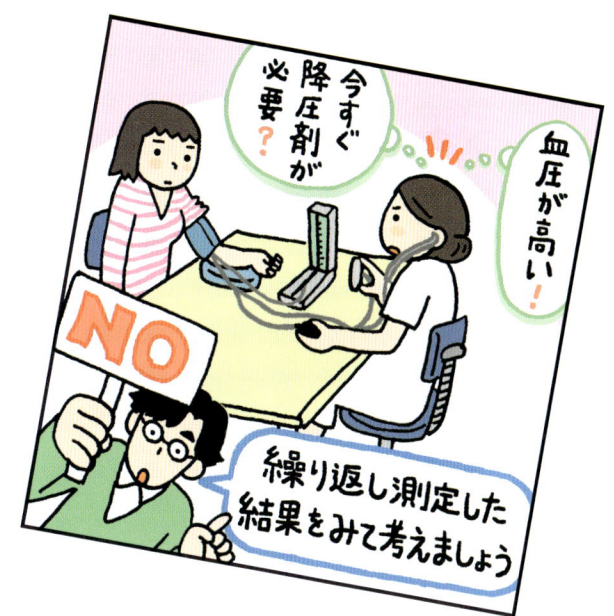

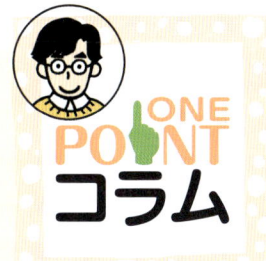

足背動脈が触れない場合

　人によっては足背動脈が触れない場合もありますが、そういうときには触れやすい末梢動脈で触知すればよいでしょう。脈拍は心臓の拍動を伝えているので、心臓から遠い末梢の動脈で確実に脈拍を触知できたら、それよりも中枢側を確認する必要はありません。つまり、足背動脈で明確に触知できれば後頸骨動脈や膝窩動脈、大腿動脈を確認しなくても大丈夫ということなのです。

【STEP❸】 血圧と脈拍を組み合わせてアセスメントする

Process▶1 徐脈は血圧とリンクさせる

判断に迷ったら1分間の拍数を数える

STEP2で「25〜40拍以下の徐脈は緊急対応」と述べましたが、脈拍数に微妙に変動があって判断しにくい場合には、血圧と組み合わせて考えましょう。

例えば、15秒で12拍なら1分では48、13拍なら52になります。すると、15秒間のたった1拍の差が、1分換算では徐脈の基準である50を挟む結果になります。こういう微妙な場合は必ず1分間の拍数をカウントしましょう。それで50拍以下だったら、患者さんの状態を加味して対応を判断します。

なぜなら、脈拍は1分間の心拍数を示していますが、大けがや潰瘍などで出血している場合には、血流不足を補おうとして、脈拍数が増えます。ただし、運動選手などのいわゆるスポーツ心臓では、1回あたりの拍出量が多いため、40拍程度の少ない脈拍数でも問題がありません。

患者さんにいつもと違うことが起こったら、大騒ぎすべし。結果オーライで何もなかったら、みんなで安心すればいいのです。

経過観察か緊急対応か脈と血圧のセットで判断

血圧は「心拍出量×末梢血管抵抗」です。血圧の高低は、心拍出量か末梢血管抵抗のどちらかの影響も受けているわけです。ですから、末梢血管抵抗が同じだとすれば、血圧は心拍出量に左右されます。さらに心拍出量とは1分間当たりの心臓からの総拍出量のことなので、「心拍出量＝1回拍出量×心拍数」です。脈拍がいつもより遅くなっているときでも、血圧を測定していつもと変わりない数値であれば、末梢血管抵抗が上昇しているか、1回拍出量が増加したために心拍出量が維持されているか、のどちらか（あるいは両方）であるということになります。つまり、徐脈でも患者さんの身体状態は維持されていると判断できるので、すぐに大騒ぎしないで

[表4] 血圧と脈の組み合わせ

血圧	脈拍	状態
血圧が高い	速め	通常
	遅め	患者さんに意識障害がある → 頭蓋内圧亢進を疑う（クッシング反射）
血圧が低い	速め	ショック状態
	遅め	副交感神経の刺激が亢進 ●迷走神経緊張　●精神的緊張 ●高齢者の場合は狭心症、心筋梗塞に伴って迷走神経緊張が起こることもある 徐脈性不整脈 ●高度房室ブロック　●洞機能不全症候群など

経過観察でよいと判断できるでしょう。

ただし、徐脈で血圧も低下している場合は、ただちに主治医に連絡してください。その際に必ず脈拍数と血圧測定値をセットで伝えることが重要です。

血圧と脈の組み合わせでわかる患者さんの状態

血圧が「心拍出量×末梢血管抵抗」であることを活用すれば、血圧と脈拍をリンクさせてさらに患者さんの細かな状態を把握することも可能です。

また、脈拍が最高血圧（収縮期血圧）の数値を超えた場合はショックの可能性が高いので急変対応が必要です。

さらに、息を吸ったときに最高血圧（収縮期血圧）が下がるような場合、これを「奇脈」というのですが、心タンポナーデ、心膜炎、肺塞栓などの恐れがあるので医師への連絡が必要です。心不全、呼吸不全でよくみられるので、そういう疾患を持つ患者さんの場合にはこれを念頭に置くようにしましょう。

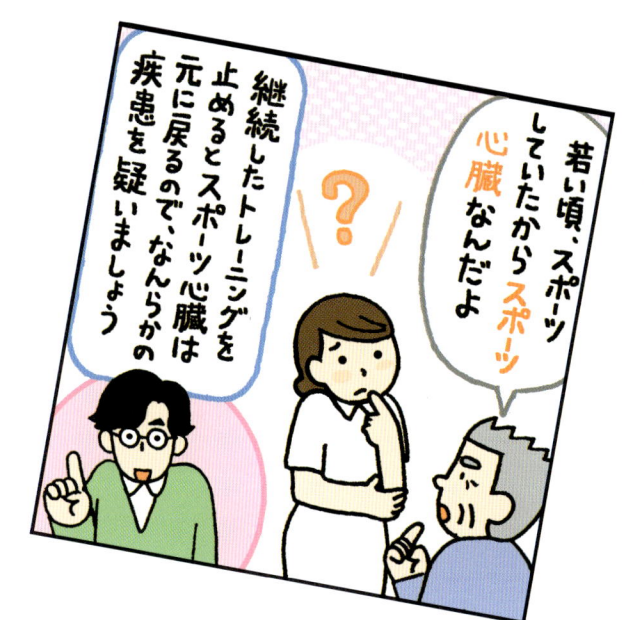

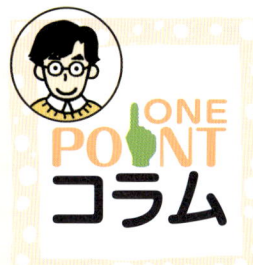

血圧測定でわかる「閉塞性動脈硬化症」

生活習慣病の一つとして最近注目されているのが「閉塞性動脈硬化症」。足の血管の動脈硬化により、血管の狭窄や塞栓が生じる循環器系疾患です。足の痛みや歩行困難などの自覚症状のほかに、上肢と下肢の血圧比による評価ABⅠ（Ankle-Branchial Index：足関節上腕血圧比）が診断の有効な手がかりになります。数式で示すと「ABI＝下肢の血圧／上肢の血圧」です。例えば、足首と上腕の血圧比を測定してみます。健康であれば、足首の血圧は上腕のそれより高いのが普通なので、ABIは1.0以上になります。ところが、足の動脈の血流が悪くなっていると、上腕の血圧より低くなり、ABIは1.0未満になってしまいます。上肢だけ血圧が上昇するということはあり得ません。つまり、ABIの値が低いということは、動脈硬化などで下肢の血管が狭窄している恐れがあることを示しているわけです。

循環動態をアセスメントする

心音の発生とメカニズムを理解しよう

01 循環の仕組みを知る

　体内で輸送と循環に大きな働きをしているのが心臓です。生命維持に不可欠な酸素や栄養を取り込んでも、実際に体内で必要とされるところまで運ばなければ意味がありません。この運搬役を果たしているのが血液です。そして、規則正しく全身に届くように血液を送り出しているのが心臓です。

　心臓は心筋と呼ばれる筋肉でできた丈夫な臓器で、大きさは握りこぶしくらい。4つの部屋があり、さらに右斜め前方は「右心房」と「右心室」、左斜め後方が「左心房」と「左心室」に、それぞれ分かれています。

　左心室から動脈へ勢いよく送り出された血液は、酸素や栄養素を全身に運搬します。そして必要物資を配り終えたら、各組織から二酸化炭素や老廃物を受け取り、静脈を通って右心房に戻ってきます。

　右心房に戻ってきた血液は肺に送られ、酸素をいっぱい取り込んでから左心房に戻り、再び左心室から全身に送られます（図1）。

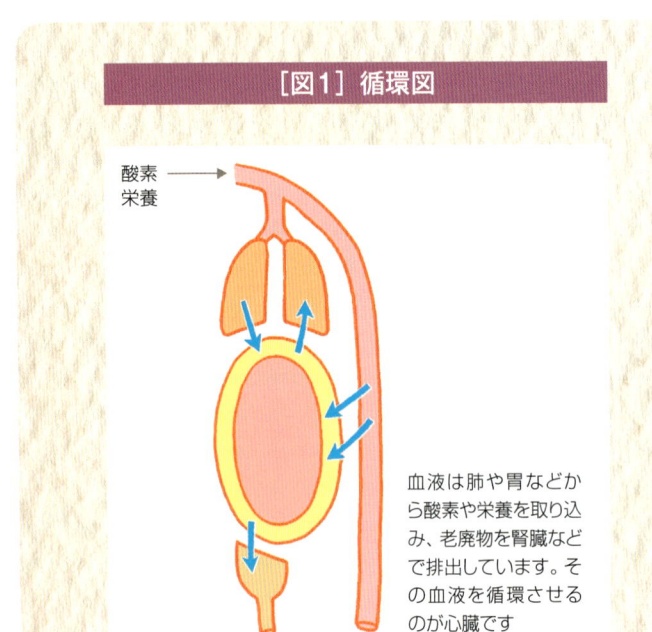

[図1] 循環図

血液は肺や胃などから酸素や栄養を取り込み、老廃物を腎臓などで排出しています。その血液を循環させるのが心臓です

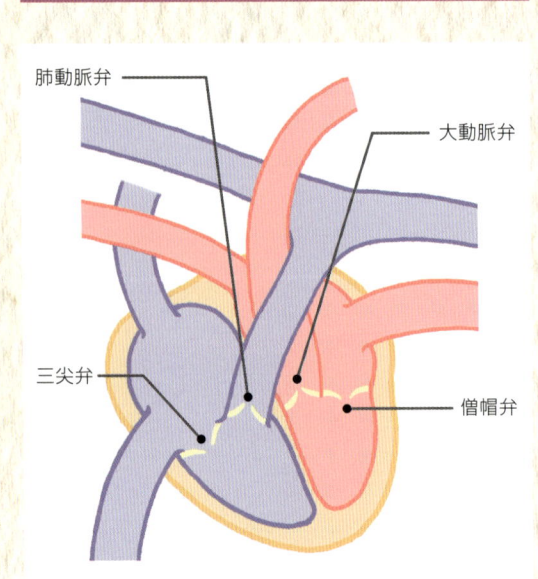

[図2] 4つの弁の位置

02 左心室と右心室の弁に注目

　4つの心臓の各部屋のうち、勢いよく血液を送り出すのが左心室と右心室です。左心室は大動脈へ。右心室は全身を巡って戻ってきた静脈血を肺へ送り出し、二酸化炭素と酸素とを交換するわけです。

　心臓は4つの部屋を持っていますが、それぞれの部屋の出口にドアがあり、その開閉がしっかり行われることで、常に一定の方向に血液を送り出します。

　言い換えれば、ポンプとして重要な役目を担っている左右の心室には、血液を取りこむ弁と、血液を送り出す弁が備え付けられているとも言えるのです。**図2**を見てください。左心室の入り口には僧帽弁、出口には大動脈弁があります。そして右心室の入り口には三尖弁、出口には肺動脈弁があります。大動脈弁と肺動脈弁は、形状的な特徴から半月弁とも言われています。

　弁にはそれぞれ複数のふた（弁尖、弁葉）が付いていて、1方向にのみ開閉する構造になっています。これが、血液が一定の方向のみに流れる仕組みなのです。

03 心音のドックンは弁が閉じる音

　心臓は左右の心房・心室から血液を送り出し終えた際に、ドックンと音を立てて弁を閉じます。心音というのは、実はこの弁が閉じる音なのです。ところで、このドックンと聞こえる心音ですが、実は二つの音からなっています。つまり、ドックンではなく「ドッ」「クン」なのです。

　最初の「ドッ」は、僧帽弁と三尖弁が同時に閉じる音です。次の「クン」は大動脈弁と肺動脈弁が同時に閉じる音です。最初の「ドッ」をⅠ音と言い、次の「クン」をⅡ音と言います。

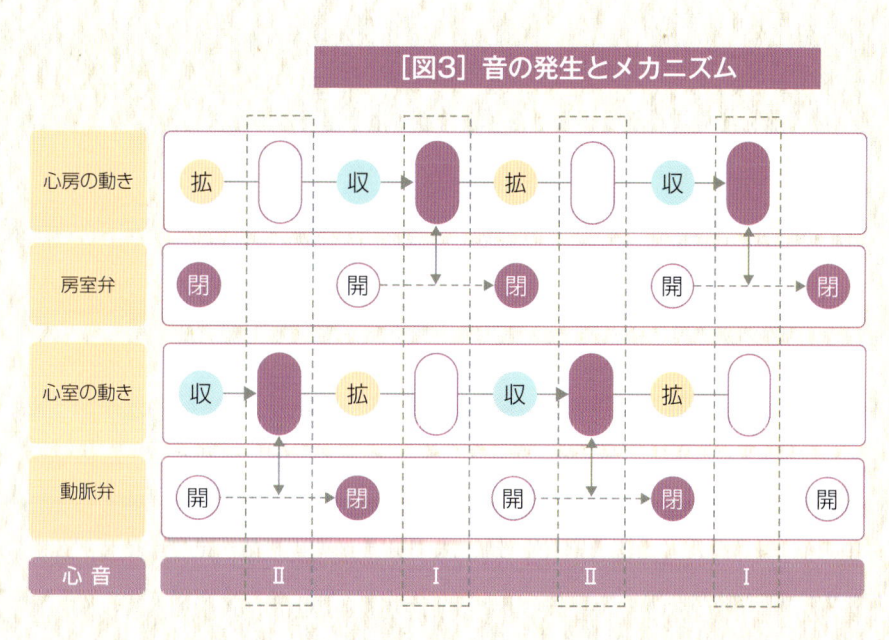

[図3] 音の発生とメカニズム

房室弁も半月弁もどちらも閉まるときに音がする仕組みになっています。房室弁は拡張期から収縮期に移行する際に音がし（Ⅰ音）、半月弁は収縮期から拡張期に移行する際に音がします（Ⅱ音）

04 心音と心臓の収縮

　心室に一定量の血液が入ると、動脈に血液を送り出す勢いをつけるために心室は収縮し始めます。すると、部屋に集めた血液が逆流しないように心房と心室の間にある房室弁（僧帽弁・三尖弁）が閉じます。そのときの音がⅠ音。その後、左右の心室から動脈へ血液を流出していくと次第に、心室より肺動脈や大動脈という行き先の方の圧力が高くなり、送り出された血液が押し戻されるので、半月弁（肺動脈・大動脈弁）が閉じます。これがⅡ音。そして心室は再び血液を溜め込もうと拡張していきます（図3）。

　つまり、Ⅱ音と次のⅠ音の間の拡張期には、心房が収縮して多くの血液が心室内へと送られ、広がった心室内は血液で満たされます。Ⅰ音とⅡ音の間の収縮期には、心室が収縮して血液を送り出し、広がった心房内は再び血液で満たされるというわけなのです。

【STEP❶】 心音聴取の基本を知る

Process▶1　心音の聴き取り方と聴診器を当てる場所

聴こえる音と場所の関係

　「ドッ」「クン」という心音は弁に由来する音です。したがって弁を通る血液が流れた先のあたりでよく聴こえます。まず、このような「聴こえる音と場所の関係」を理解しておきましょう。

　第二肋間の胸骨右縁付近の大動脈弁領域では、大動脈弁が閉じるときの音、すなわちⅡ音がよく聴こえます。第二肋間の胸骨左縁付近の肺動脈弁領域では、肺動脈弁が閉じるときの音、すなわちⅡ音がよく聴こえます。

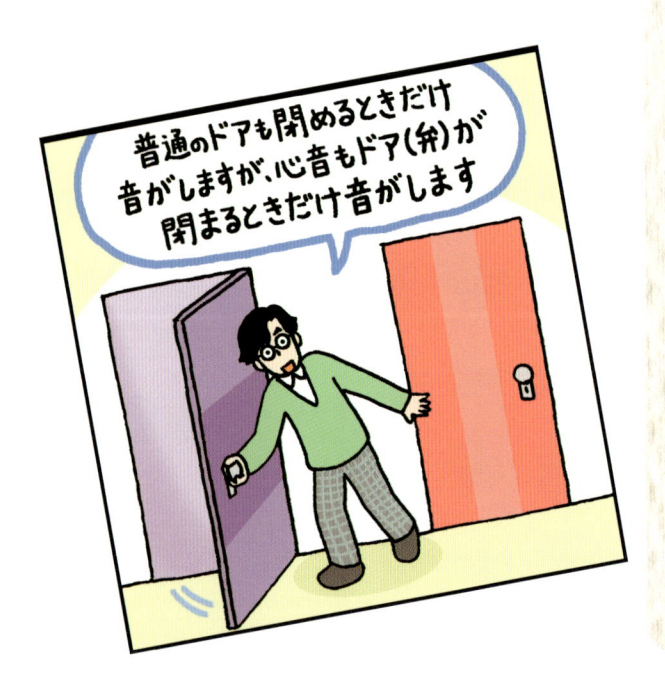

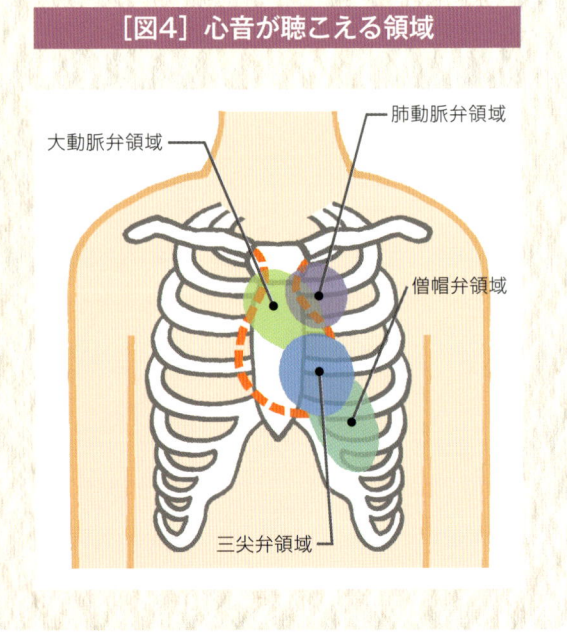

普通のドアも閉めるときだけ音がしますが、心音もドア（弁）が閉まるときだけ音がします

[図4] 心音が聴こえる領域

大動脈弁領域　肺動脈弁領域　僧帽弁領域　三尖弁領域

第四肋間の胸骨左縁付近の三尖弁領域では、三尖弁が閉じるときの音が、第五肋間の鎖骨中線付近または心尖部の僧房弁領域では、僧房弁が閉じるときの音がよく聴こえます(**図4**)。

ただし、○○弁領域ではその弁の音しか聴こえないとか、その弁の音はそこでしか聴こえない、ということではありません。

音が聴こえる位置と音が伝わる方向

心音はこのように「弁が閉じるときの音」ですが、だからといって弁がある場所で一番よく聴こえるとは限りません。なぜなら、音が聴こえる位置は、音が伝わる方向によっても異なるからです。そのため、心臓の下方(心尖部)では房室弁(三尖弁・僧帽弁)が閉じるⅠ音がⅡ音より大きく、あるいはⅡ音と同程度に聴こえます。心臓の上方(心基部)では半月弁(大動脈弁・肺動脈弁)のⅡ音が、大きく聴こえます。

Process 2 心音を聴き取るために理解しておくこと

Ⅰ音とⅡ音で何を聴き取るか

Ⅰ音とⅡ音の間は心臓の収縮期、Ⅱ音と次のⅠ音との間が拡張期です。これがわかっていると、心音を聴き取れば、心臓が拡張しているのか、収縮しているのかがわかります。言い換えると、Ⅰ音とⅡ音が何を意味するのかを理解していれば、正常とは異なるタイミングで聴こえる過剰心音や、心音と心音の間に聴こえる心雑音などの異常サインも聴き逃しません。

音の特徴を理解して聴き分ける

それらを、よりしっかりと聴きわけるためには、心尖部と心基部を聴診器で聴き取るとよいでしょう。心尖部ではⅠ音がⅡ音よりも大きく、あるいは同じ程度に聴こえ、心基部ではⅡ音が必ずⅠ音よりも大きく聴こえるという特徴を忘れなければ、比較的簡単に聴き分けられます。

聴診に脈の触知をプラス

また、心音を聴きながら頸動脈に触れてみるのも判断を助けるコツです。ギュッと心臓が収縮すると、その圧力がグンッと伝わって脈として触れる仕組みなので、脈が高くなっている瞬間は、収縮期であることがわかり、脈が触れた後に聴こえる心音が収縮期の終わりを示すⅡ音であると判断できます。

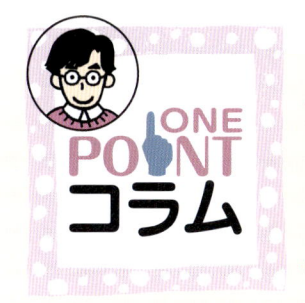

ONE POINT コラム 弁は二つなのに音はドックン一つなのはなぜ?

●血液を送り出すタイミングが左右同期しているから!
心臓というポンプが規則正しく働くのは、左右が同じタイミングで動いているから。つまり、同時に、同じような音が発生しているため、一つの音のように聴こえるのです。

【STEP❷】 音とリズムを聴き取る

Process ▶ 1 音を聴き取る

心雑音の原因と発生のパターンを知っておこう

正常音と心雑音

　心音は正常であればおなじみの「ドッ」「クン」というⅠ音とⅡ音がリズミカルに聴こえてきます。ところが「ザ〜」という、血管雑音に似た、引きずるような音まで聴こえることがあります。これが心雑音です。

心雑音は摩擦音や逆流音

　なぜ、こんな音がするのでしょうか。これは、呼吸のアセスメントで学んだ連続性副雑音が生じることと同じメカニズムです。狭いところを、すごいスピードで気体や液体が通ろうとするために起こる摩擦音なのです。

　心臓の場合、左右どちらも心房から心室へと血液が流れ、一定量を送り出しています。通常は流れる血液と血管の広さは釣り合っていますから、摩擦音など発生しません。心雑音が聴こえるということは、摩擦音を生じるような異常が起こっている可能性があります。さらに一定方向に流れるはずの血液に乱れを生じた場合も心雑音を生じます。

異常発生の原因を理解しておく

　心音は、血液を送り出したときに「逆流するな」と弁がしっかり閉じる音です。そこで異常の発生原因を、弁に注目して考えてみましょう。

　心房から心室に送り出される血液量に対し弁の開きが狭くなっていると、血液はそこを無理に通ろうとして、「ザ〜」という音が出てしまうと考えられます。つまり「弁の狭窄」です。

　弁の異変には、別の原因も考えられます。送り出した血液が逆流して戻ってこないようにしっかりと閉じるはずの弁が、実はぴったり閉まっていないという場合です。送り出したはずの血液が逆流して「ザ〜」という音が発生します。これが「弁の閉鎖不全」です。

[図5] 心音のリズムパターン

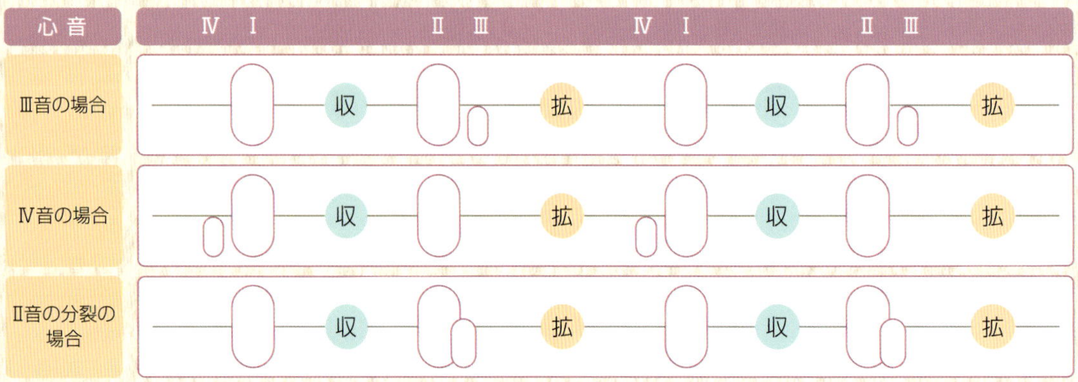

心音	Ⅳ Ⅰ　　　　　Ⅱ Ⅲ　　　　　Ⅳ Ⅰ　　　　　Ⅱ Ⅲ
Ⅲ音の場合	○　収　○○　拡　○　収　○○　拡
Ⅳ音の場合	○○　収　○　拡　○○　収　○　拡
Ⅱ音の分裂の場合	○　収　○○　拡　○　収　○○　拡

Process 2 過剰心音を聴き取る

過剰心音の音とリズム

正常とは異なるタイミングで聞こえるⅢ音とⅣ音

心臓がしっかり働いていれば正常な心音が聞こえます。つまり、「ドッ」「クン」というⅠ音とⅡ音です。ところが、Ⅰ音「ドッ」、Ⅱ音「クン」という心音以外に、正常とは異なるタイミングで聴こえる心音があります。それが過剰心音です。2種類の音があるため、Ⅲ音、Ⅳ音と呼ばれています。

まず、Ⅱ音の「クン」の直後に低い音が聴こえるのがⅢ音。Ⅰ「ドッ」Ⅱ「クン」Ⅲ「ト」という感じでしょうか。そしてⅠ音の直前に聴こえる低い音がⅣ音です。Ⅳ「ト」Ⅰ「ドッ」Ⅱ「クン」というようなリズムです。Ⅲ音のずっと後に音が発生するので、結果としてⅠ音の直前に聴こえます。正常音に混じってⅢ音やⅣ音のいずれかが単独で聴こえる場合もあるのですが、過剰心音の2種類両方が聴こえる場合もあります。こちらは、Ⅳ「ト」Ⅰ「ドッ」Ⅱ「クン」Ⅲ「ト」という感じでしょうか。

いずれの場合も音を聴き取り、判断するためには、正常な心音つまりⅠ音とⅡ音、そして過剰心音のⅢ音やⅣ音がどういう音なのか、頭の中の引き出しに音の記憶ファイルをつくっておくことが大切です。ただしⅢ音とⅣ音は低く弱い音なので、音そのものよりもリズムパターンをしっかりと覚えておくとよいでしょう。

ナットク、ワカッタそしてワカットク

アメリカでは正常音にⅢ音が加わったリズムパターンを「ケンタッキー」、Ⅳ音が加わったリズムパターンを「テネシー」と、州の名前で覚える語呂合わせがあります。しかし、日本ではあまりなじみがないので、私が日本向けに、発生する音のリズムに合わせた語呂合わせを発明しました。

- **Ⅲ音**：ナットク、ナットク（納得、納得）
- **Ⅳ音**：ワカッタ、ワカッタ（わかった、わかった）
- **Ⅲ音とⅣ音の発生**：ワカットク、ワカットク（わかっとく、わかっとく）

[図6] 過剰心音が聴こえる領域

喉元で聞こえる高めの音はⅡ音の分裂と考えられます。また、Ⅲ音・Ⅳ音は心基部では聴取できないという特徴があります。

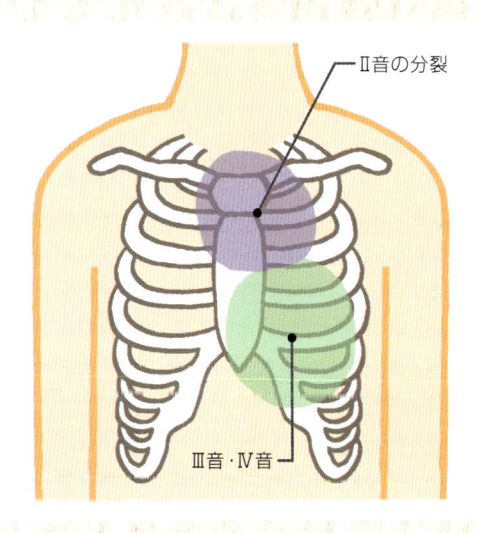

- Ⅱ音の分裂
- Ⅲ音・Ⅳ音

これなら覚えやすいでしょう。ちなみに、「ワカットク」のリズムパターンは馬が駆け足をしているように聴こえるのでギャロップ音といいます。これは心不全のときに聴こえるので覚えておくとよいでしょう。

過剰心音が正常と異なるリズムになるワケ

ではなぜ、このように正常とは異なるリズムになってしまうのでしょうか。

Ⅲ音の発生メカニズム

Ⅲ音はⅡ音の直後に発生します。このメカニズムを解説しましょう。心房に溜まっていた血液が一気に心室に流れ込み、しっかりと弁が閉じるとⅡ音が発生します。ところが、このときに流れ込む勢いが強すぎたり、流れ込んだ血流を心室の壁が伸展してかわすことができないと、流れ込んだ血液が心室の壁にぶつかって低い音を立てる。これがⅢ音なのです。

Ⅳ音の発生メカニズム

その後、心室が拡張して血液を溜めようとしているときに、心房のほうは収縮して溜め込んだ血液を送り出します。そして血液を送り出そうと、最後の一押しをしたときに、その血液が勢いよくぶつかって発生するのがⅣ音というわけです。こちらも心臓の壁にぶつかって発生するので、低く鈍い音として聴こえます。心臓は、収縮期から拡張期という動きを1セット（1拍）と考えます。拡張期の最後に聴こえる音なのでⅣ音といいますが、すぐに次のⅠ音が聴こえるのが特徴です。

【STEP❸】 聴き取った音とリズムからアセスメントする

Process▶1 心雑音のアセスメント

どの弁が異常なのかを知る

左右合わせて弁は4つ。それぞれの弁に狭窄と閉鎖不全が起こる可能性があるので、心雑音が聴こえたらその原因は8通り考えられます。左右の弁は同

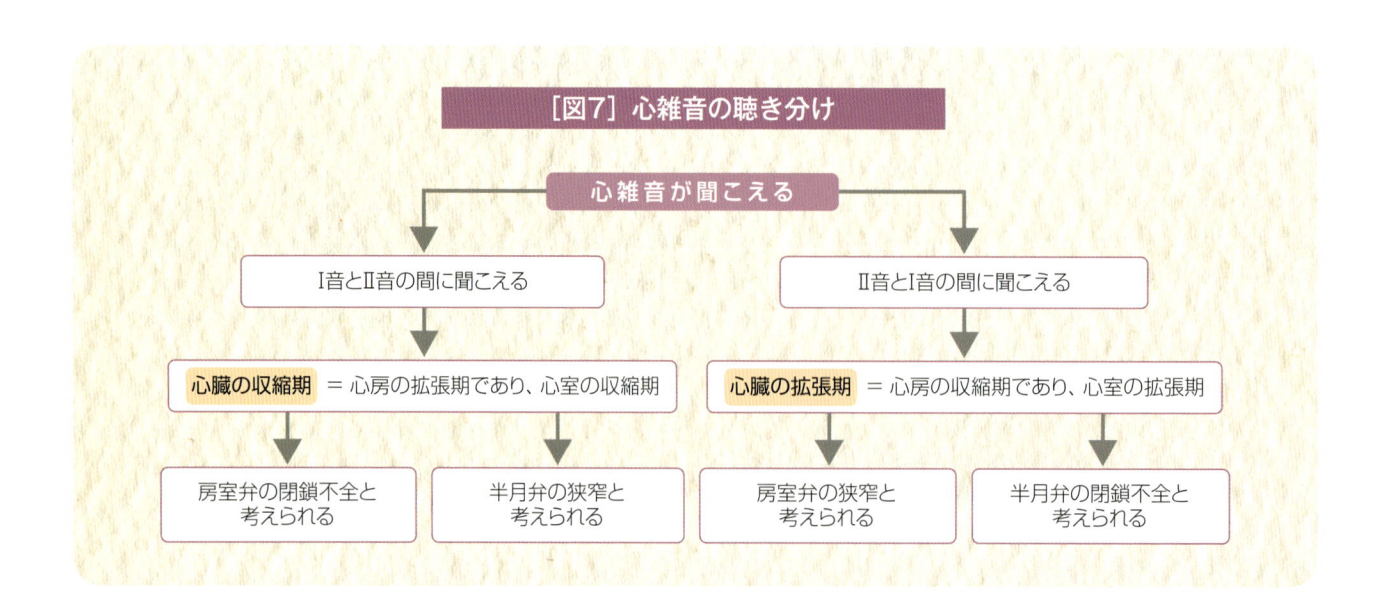

[図7] 心雑音の聴き分け

心雑音が聞こえる
- Ⅰ音とⅡ音の間に聞こえる → 心臓の収縮期 ＝ 心房の拡張期であり、心室の収縮期
  - 房室弁の閉鎖不全と考えられる
  - 半月弁の狭窄と考えられる
- Ⅱ音とⅠ音の間に聞こえる → 心臓の拡張期 ＝ 心房の収縮期であり、心室の拡張期
  - 房室弁の狭窄と考えられる
  - 半月弁の閉鎖不全と考えられる

期しているので（同じタイミングで動いているので）、4パターンに整理できます（図7）。

心音を聴取して心雑音が聴こえたら「どの弁が発生源なのか」を突き止めるのが、アセスメントの第一歩です。心雑音のアセスメントは次のようなことを確認しながら、進めていきます。

- 聴こえる場所とリズムから推測
- 心雑音は、心雑音がどこで聞こえるのか、どのタイミングで聞こえるのかを併せてアセスメント

最初の手がかりは、どこで聴こえるか、ということです。

図4と図5を見てください。例えば、第2肋間の胸骨右縁付近で心雑音が聴こえ、その音がⅠ音とⅡ音の間で聞こえたとするなら、その心雑音は大動脈弁の狭窄を示していると推測できます。

心雑音のタイミングと強度から危険の程度を読み取る

弁の異常以外で生じる心雑音

心雑音を起こす原因は、これまでに述べた「弁の異常」以外にもあります。例えば、妊娠中の女性の場合がその一例です。

赤ちゃんが胎内で育つうちに、妊婦の循環血液量も増えます。つまり、心臓内の血液の通路は変わらないので、血液が増えると通りにくくなってしまう。それで雑音が生じてしまうのです。

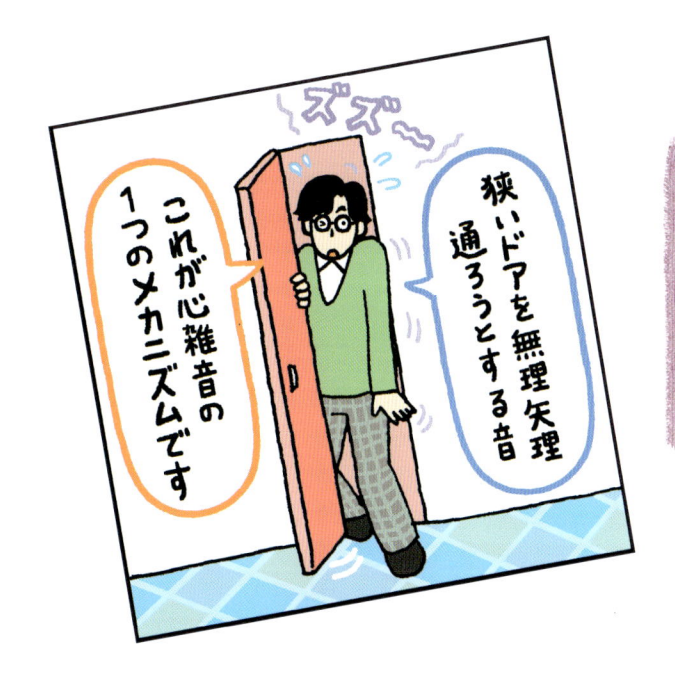

この場合の心雑音は心臓の収縮期に生じるのですが、弁がおかしくなったわけではなく、出口が相対的に狭くなっただけですから、生きるか死ぬかと大慌てする必要はありません。経過観察をするとよいでしょう。

また、このような生理的な循環血液量増加による心雑音は、発熱や甲状腺機能亢進症などでも見られ、

[表] 心雑音の強度（レバインの6段階分類）

強さの段階	説　　明
第1度	注意深く聴診することによってのみ聴こえる最も微弱な雑音
第2度	微弱だが、聴診器を当てるとすぐに聴こえるもの
第3度	2度と5度の中間で弱い雑音。振戦を触れない
第4度	2度と5度の中間で強い雑音。振戦を触れる
第5度	大きな雑音だが、聴診器を胸壁から話すと聴こえないもの。振戦を触れる
第6度	聴診器を胸壁から話しても十分聴こえ、振戦を触れる

いずれも収縮期に生じる雑音であるということを、覚えておいてください。

危険信号としてとらえる心雑音

では、心雑音が危険信号になってくるのはどのような場合でしょうか。実は、「心臓の拡張期に起こる雑音」、これが危険信号なのです。拡張期の心雑音には、生理的な理由で起こるものはありません。弁の異常と考えられます。

ただし、収縮期だからといっても全く問題がないわけではありません。

前項で心雑音のタイミングがわからないときは脈と組み合わせると言いましたが、ピクッと脈が触れるのと交互に心雑音が聴こえたら、それは拡張期の心雑音です。なぜなら、脈はⅠ音とⅡ音の間、すなわち心臓の収縮に触知できるので、そのあとに聴こえるということは拡張期であることを意味しているからです。一方、脈とほぼ同時に心雑音がしていたら収縮期の雑音です。

弁の異常以外では、急性心筋梗塞や心タンポナーデが、心雑音を危険信号として発生させている場合があります。胸痛や放散痛などの症状の有無や顔色の変化などの観察も加味し、すぐに医師への連絡などの緊急対応につなげましょう。

心雑音の音量の程度を表す6段階のスケール

ここまで心雑音が聴こえるかどうかのアセスメントについて解説しました。心雑音は聴こえる音の大きさによるアセスメントも重要です。

表の「心雑音の強度（レバインの6段階分類）」は、医師やチームに患者さんの心雑音の音の大きさを伝えるときに役に立つ共通スケールです。

聴診器を当てて心雑音が「かろうじて聴こえる」とか「小さいが容易に聴こえる」、そして「大きいが振戦は触れない」というレベルまでなら、まず心配ないでしょう。

振戦というのはいわゆる震えのことです。心雑音は音ですので、それは即ち振動です。その振動によって発生すると、心臓がノイズを作るので胸壁が震えます。その震えのことを振戦またはスリルというわけです。

だいたいレベル2くらいになると、聴診器を当てるとすぐに心雑音が確認できることが多いのですが、レベル4になるとその音がかなりはっきり聴こえますし、振戦（スリル）も触知できるようになり

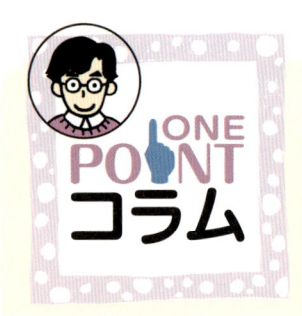

ONE POINT コラム

過剰心音はベル型聴診器で聴く

聴診器には膜型とベル型があります。膜型は膜が皮膚に一部でも密着していれば体内の音を聴き取れます。しかし、低い音を遮ってしまうため、高い音しか聴こえません。Ⅲ音やⅣ音などの低い心音を聴き取る場合は、ベル型を使うとよいでしょう。こうした特徴を理解して、過剰心音を聴き取りましょう。

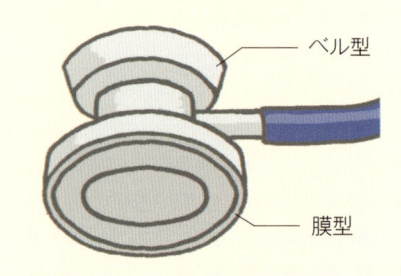

ベル型
膜型

ます。
　振戦（スリル）が触知できればレベル4、聴診器を一部離しても心雑音が聴取できれば5、聴診器を当てなくても心雑音が聴取できれば6という判断をします。
　振戦を触れるか否か、すなわちレバイン3度以下か4度以上かは大事な判断です。4度以上は必ず心臓自体にトラブルがあるための心雑音なのです。

　心音聴取→心雑音の有無を確認→発生のタイミングと音の強さを確認。ここまでアセスメントできたら、医師に連絡しましょう。次のアセスメントは、患者さんの状態に応じてどのような看護が必要なのか、ということがテーマになります。アセスメントはこのように次から次へと情報収集と判断の対象が変化することを忘れないでください。

Process ▶ 2　過剰音のアセスメント

Ⅲ音が聴こえたら左心不全に注意

　30代までのまだ若い血気盛んな世代であれば、健康でも血流の勢いが良すぎて過剰心音が発生しやすい場合があります。また、妊娠中や甲状腺機能亢進症などによって血液量が増えると、心室壁がいくら柔らかくてもⅢ音が発生する場合があります。このようなケースは原因がはっきりしているので、よく観察して落ちついて対応すればよいでしょう。
　大騒ぎしなくてはいけないのは、中高年世代でⅢ音が聴こえた場合です。左心不全などの徴候かもしれないので、注意しましょう。

Ⅳ音は絶対に異常

　Ⅲ音は小学生の約40％くらいには聴取されますので、必ずしも病的な所見とは限りませんが、Ⅳ音は正常では決して聴取されません。Ⅳ音を認めたら、心室の拡張性の低下を示唆します。

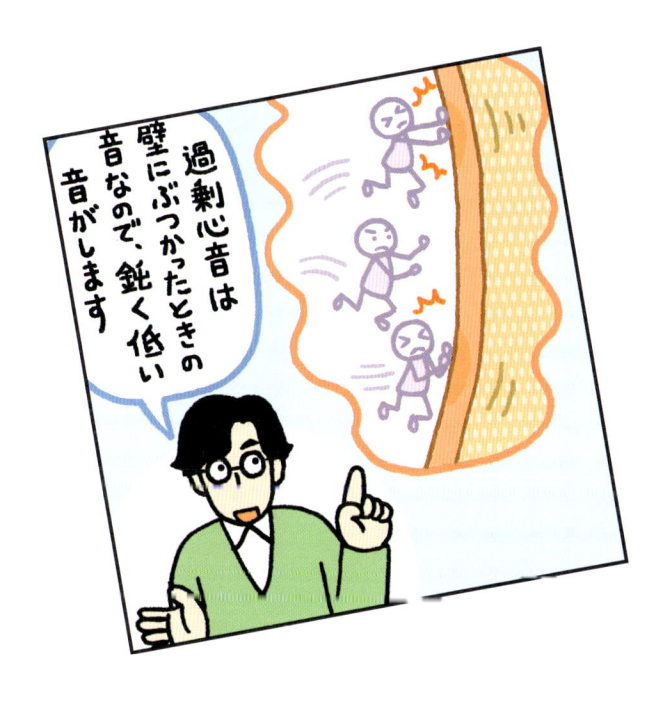

過剰心音は壁にぶつかったときの音なので、鈍く低い音がします

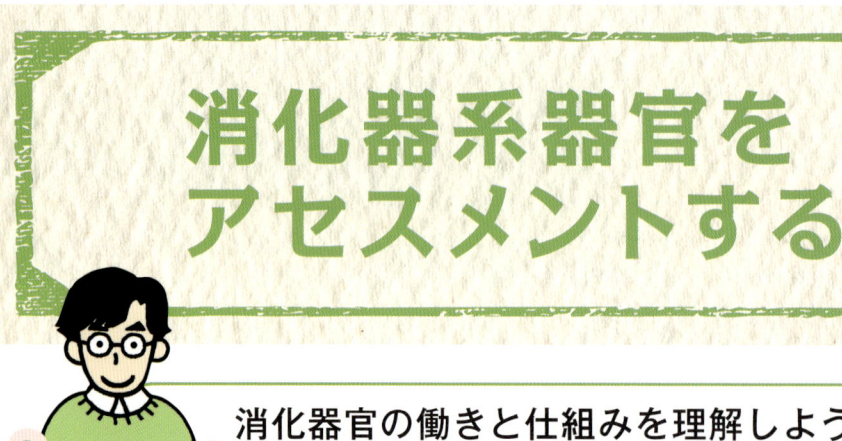

消化器系器官をアセスメントする

消化器官の働きと仕組みを理解しよう

準備

01 消化器系ルート──口腔から肛門まで

　私たちの生命活動において、酸素と同様に大事なのが、食べ物から摂取する栄養です。口から食物を取り入れ、咀嚼して飲み込み、消化して栄養を取り込んで、不要なものを排泄する。消化器系は口腔から肛門までの1本道ですが、なんと全長およそ10m。この長い消化管は、体の中にありながら体外とつながっているルートです。しかも、この長い道のりの各所で、いろいろな器官が異なる働きをしています。

　では、食べ物が通過する道順を追って、各器官の働きを確認してみましょう。

●口──咀嚼は消化の第一歩

　例えば、ご飯を食べる場合。ご飯を口に入れて、口腔内でもぐもぐと噛んで、ごっくんと飲み込みます。このときの「もぐもぐ」すなわち、飲み込みやすく、消化しやすいようにする咀嚼機能を担っているのが歯や舌。咀嚼は消化の第一歩というわけです。

●口から胃へ──嚥下

　飲み込むというのは、口腔内の咽頭から食道に食べ物が送り出されるということです。食道の先にあるのが、胃。長い消化ルートのうち、食べ物を口腔に入れてから胃に落ち着くまでを、嚥下といいます。

●胃から腸を通って出口（肛門）へ

　胃から先は、十二指腸などのいわゆる小腸、続いてS字結腸や直腸などの大腸を通って、最終的に出口の肛門へと至ります。

●消化器系の仲間

　消化管はこのような一本道ではありますが、肝臓、胆嚢、膵臓などの内臓諸器官も消化器系の仲間です。というのも、これらは食べ物が消化される通り道にあるわけではないのですが、消化液の生成や分泌など、消化吸収には欠かせない働きをしているからです。

[図1] 消化の流れ

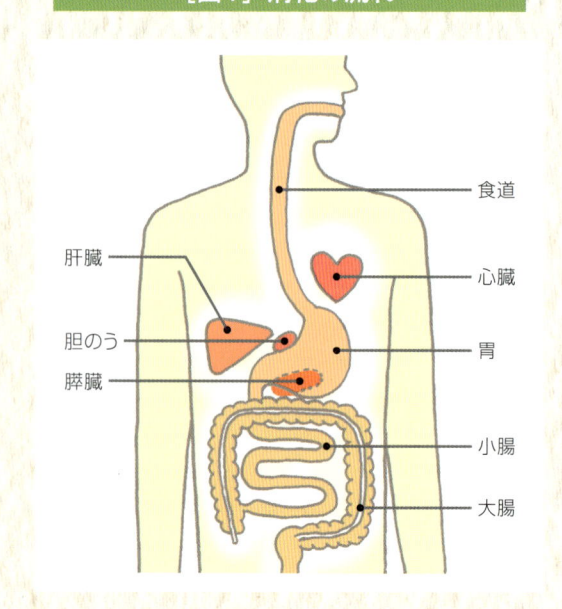

（肝臓、胆のう、膵臓、食道、心臓、胃、小腸、大腸）

02 消化の流れと分泌液　口腔——唾液

　消化で大事な働きをしているのが、分泌液に含まれる消化酵素です。出発点の口腔では、咀嚼の際に唾液が分泌されます。

　私たちは上体を起こして食事するのが常ですから、食道へと送られた食べ物は、主に重力によって胃へ送られていきます。

　食道と胃の間にあるのが噴門です。これは通常は閉じていて、食道を通って食べ物が胃に近づくと、自動的に開き、胃に落ち着くと閉まるという仕組みになっています。このように自動的な開閉システムのおかげで、胃から食道への逆流を防ぐことができるのです。

● 胃——胃液

　胃では蠕動運動という筋肉の収縮と弛緩を繰り返すことで、口腔から送られた食べ物がさらに細かく分解され、内壁から分泌される消化液と混じり合います。

　私たちが摂る水分は1日2ℓくらいですが、胃の内壁からも1日に2ℓ前後の胃液が分泌されているのです。いわゆる消化液と総称される分泌液ですが、これは胃の中の食物を殺菌して腐敗や発酵を防ぐためにかなり強烈な塩酸です。そこで、胃壁を保護するための液（粘液）も分泌されています。

● 腸——胆汁

　さて、胃の次は小腸です。十二指腸では膵臓でつくられた膵液と肝臓で生成されて胆のうに蓄えられていた胆汁が分泌されます。膵液の消化酵素は糖質やタンパク質、脂肪を分解し、胆汁に含まれる消化酵素はもっぱら脂肪を分解します。

　十二指腸でさらに細かくされた食物（消化物）は次に空腸、回腸へと送られ、それぞれを通過する際にまた分泌物が働きます。ただ、ここでは消化よりも栄養吸収へと重点が変わっています。

　栄養が吸収された残りの消化物はドロドロの液状で、ほとんどが繊維質や水分です。大腸はいうなれば消化管の中の脱水機みたいなもので、盲腸、上行結腸、横行結腸、下行結腸と蠕動運動をしながら通過する間に水分を搾り取り、最終的に残ったものが排出されます。

[図2] 咽頭の解剖図

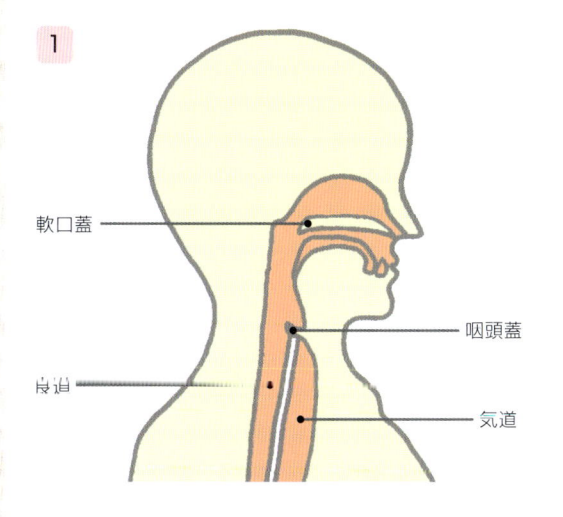

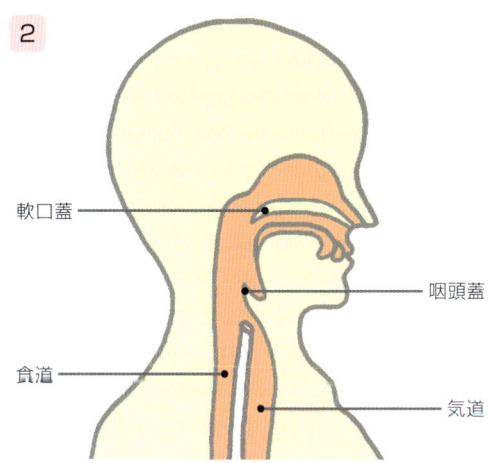

1
軟口蓋
咽頭蓋
食道
気道

2
軟口蓋
咽頭蓋
食道
気道

03 口腔、咽頭の解剖を理解しておく

　酸素も食べ物も口から入りますが、行き先は違います。食べ物の通り道は食道、空気の通り道は気道。この2つは、喉の奥でルートが分かれています。

　口腔内で咀嚼された食べ物は、舌で押し込まれるように咽頭に送られます。すると、軟口蓋が鼻腔への通路を、そして咽頭蓋が肺につながる気道を塞ぎます（p.45、図2-1）。それで、食べ物は食道へと入っていくのです。そして無事に食べ物が咽頭を通過すると、軟口蓋と咽頭蓋が開き、気道も確保されます（p.45、図2-2）。

【STEP❶】消化器系アセスメントの基本を理解する

Process ▶ 1　何を見ればいいのかを知っておこう

目視できない体内アセスメントの進め方

　口から入った後は目で確認できません。食べ物がどういう道筋をたどっていくのか、その過程を追いながら、五感で情報を集め、判断していくことが大切です。

　適切な看護を組み立て、実践していくためには、患者さんの体の中で、どういうことが起こっているのか、いろいろな角度から手がかりを集め、精査していく必要があります。

　ここでは消化器系各器官の機能などを確認しながら、それぞれの場面で、何を、どのような観点から考えていけばいいのか、アセスメントの道筋を解説していきたいと思います。

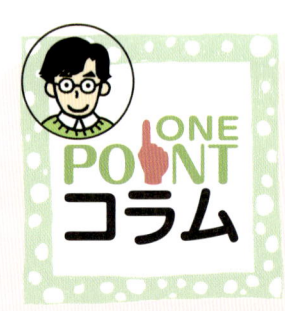

ONE POINT コラム

乳幼児と高齢者の誤嚥に注意

　注意しなくてはならないのは、乳幼児や高齢者の場合、消化の第一段階といえる「噛む」「飲み込む」がうまくできないことがあります。また、うっかり気道に入ってしまった場合、健康であればゲホゲホと咳き込んで排出させることができますが、乳幼児や高齢者はそういう力もまた弱い。乳幼児、寝たきりの患者さん、そして高齢者の嚥下には十分注意してください。

口腔内の腫瘍の有無をチェックしよう

　消化・吸収以前に食べ物を口に入れて、噛んだり飲み込んだりできなければ、生命活動は維持できません。食べるということはとても大切なことです。清潔ケアの視点だけでなく、全身ケアという視点からも、口腔ケアの重要性は増していくと考えられます。

　口腔ケア時に注意したいのが、口腔内の腫瘍の有無です。口の中、主に舌に腫瘍があり、それががんという場合があります。自分で自分の口の中をのぞくことはあまりありません。患者さんの口の中を見るときには、念入りに見てください。

見るべきポイントと流れを想定しておく

　消化のスタートは口です。患者さんの口の中をよく見ましょう。しかし、ゆっくりじっくり見たいからと、長い時間、患者さんに口を開けっ放しにさせてはいけません。歯茎や歯の状態も確認しながら、下唇の裏、頬の内側、上唇、反対側の頬、舌、咽頭という具合に、あらかじめ見るべきポイントと流れを想定しておくと、短時間でスムーズに観察できます。

Process ▶ 2　口腔をアセスメントしよう

食物を摂取できるか口腔環境を評価

　見るべきポイントは「食べられるかどうか」。つまり、「噛む」「飲み込む」ができるかどうかということです。

　患者さんの食事については、栄養面その他の理由で日常的に観察していると思います。食欲の有無に加えて、うまく食べられない、食べるのが大変そうだといったことも、大切な観察ポイントです。

● 口の開閉

　具体的には、口の開閉を見てください。ちょっとでも不安が感じられたら、両手を患者さんの下顎関節突起に置いて、ゆっくり口を開いて、ゆっくり閉じてもらいます。下顎の動きが正常か、どこか引っ掛かったりはしていないか、音がしないかを確認します。口を開くときに引っ掛かるとか、十分に開かない場合は、顎関節症などの疑いがあります。

　唇や口角、口腔内の様子も見ましょう。口唇ヘルペス、口角炎などの症状があると、痛みで口を十分に開けられなかったり、咀嚼ができないということがあります。

　また、脳血管障害や神経疾患の患者さんの場合、唇の周りの筋肉である口輪筋がうまく機能できなくなる場合が少なくありません。すると口の開閉に支障を来し、口の中に食べ物を入れて保つことができにくくなります。

● 口腔内の様子

　口腔内の舌、歯、歯肉にも注意を。舌苔が厚く、白くなっている場合は、カンジダ感染症かもしれません。もともと舌苔は少しはあるのが普通ですが、「厚い」とか「ない」というのはちょっとおかしい。

[図3]　咽頭反射

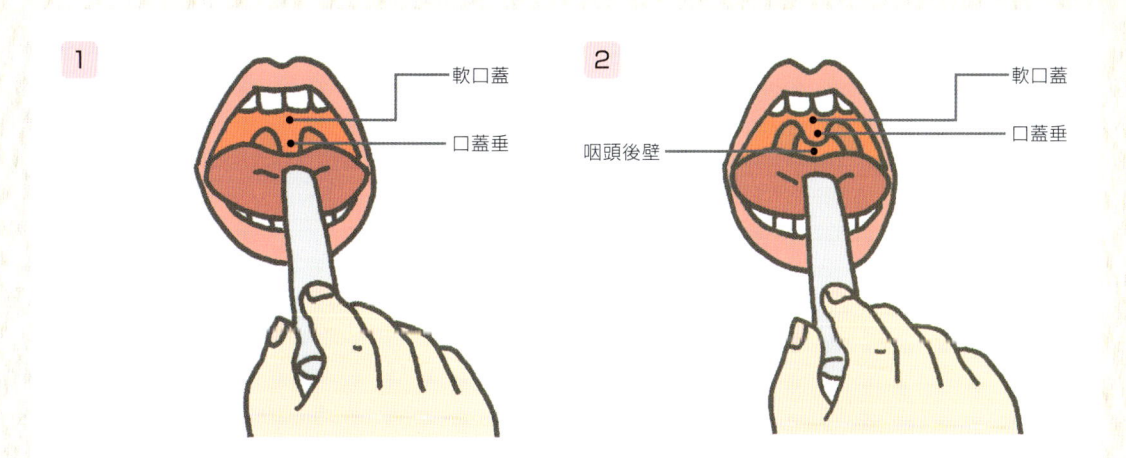

1　軟口蓋／口蓋垂

2　咽頭後壁／軟口蓋／口蓋垂

味覚異常や痛みでうまく食べられていない場合もあります。

見過ごされがちですが、歯や歯肉が健康でないと、おいしく食べられません。とりわけ最近は、歯周病が、心臓疾患など、全身に悪影響を及ぼすことが知られています。むし歯や歯周病（歯槽膿漏）、不正咬合（噛み合わせが悪い）などの場合は、歯科の受診につなげるようなフォローが必要になります。

Process ▶3 嚥下機能と咽頭反射をアセスメントしよう

嚥下機能と咽頭反射を確認する手技

飲み込む機能がうまく働いているかどうか、これも大事な点です。例えば、上部内視鏡検査などの後では、もう食事をしてもいいかどうかの判断に役立ちます。このときに使うのが、咽頭反射です。

歯磨きをしているときにうっかり歯ブラシが咽頭後壁や舌根などに触れると「オエッ」と反射的に吐き出そうとするでしょう。これは異物が食道に落ちるのを防ぐための正常な反応なのです。この咽頭反射が起こらないと、食物が気管に流れ込んでしまう、いわゆる誤嚥が起こる恐れがあります。脳血管障害、神経疾患などのほかに、咽頭部に局所麻酔をすると、咽頭反射が起こりません。

咽頭反射を見る場合、まずは（p.47、図3-1）のように、舌圧子で舌の根元を押し下げ、患者さんに「アー」と声を出してもらい、口蓋垂と軟口蓋の動きを見ます。脳血管障害などによる麻痺があると、麻痺側の軟口蓋が上がりにくく、声も出しにくくなります。また、口蓋垂が左右対称に上がらないのは、半身麻痺によると考えられます。

［図4］嚥下機能のアセスメント

改訂水飲みテスト

方　法
水3mLを飲み、その後空嚥下を2回繰り返す。そのときの嚥下反射やむせの有無、呼吸の変化を評価する。
※実際に水を飲み込むため、意識障害や重度の嚥下障害が疑われる患者さんには避けるようにする

判　定

評点	症　状
1	嚥下なし。むせるまたは、呼吸切迫を伴う
2	嚥下あり。切迫呼吸を伴う（不顕性誤嚥の疑い）
3	嚥下あり。呼吸良好。むせるまたは湿性嗄声を伴う
4	嚥下あり。呼吸良好。むせない
5	4点の症状に加え、追加嚥下運動（空嚥下）が30秒以内に2回

反復嚥下テスト（RSST）

方　法
30秒間で何回唾液が飲み込めるかを咽頭隆起（喉仏）を触って判定します。

判　定
30秒間で3回以上できる
嚥下機能に問題なし

30秒間で2回以下
何らかの障害が考えられる

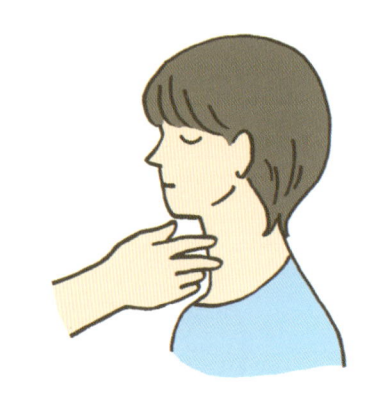

口蓋垂と軟口蓋が左右対称に上がっている（p.47、図3-2）のが確認できたら、咽頭後壁や舌根に舌圧子で触れ、「オエッ」となるような舌圧子を押し戻す咽頭反射があるかを確認します。

嚥下機能の確認方法には、反復唾液嚥下テスト（RSST）や改訂水飲みテスト（MWST）などがあります。これらのテストを行い、嚥下機能の評価を行います。

観察点と嚥下に役立つ看護の組み立て方

患者さんの状態を把握し、食べる機能を阻害している原因がわかったら、それぞれ適切な対応に結びつけましょう。また、患者さんの嚥下機能に合った食形態を提案することも大切です。

【STEP❷】 患者さんからの訴えのアセスメント

Process▶1 主観的情報からアセスメントしよう

主観的情報（患者さんの訴え）の精査

「痛い」「吐き気がする」「気持ちが悪い」。このような、苦痛の内容を判別しにくい主観的なものから、下痢などの具体的な症状まで、消化器官が集まっている腹部に関する患者さんの訴えはさまざまです。

しかも、患者さんが、必ずしも的確な言葉で、症状の内容や生じている場所を説明できるとは限りません。まして腹腔内には泌尿器や婦人科系の諸器官もあります。したがって、患者さんの訴えを受け止めたら、腹部のどこに、どんな問題が生じているのか、精査しなくてはなりません。

例えば「お腹が痛い」と患者さんが訴えた場合、最初に緊急対応の必要性を確認するため、その症状が「急に起こるのか、いつの間にか起こっているのか」を確認します。

次に、「その痛みはまだ続いていますか？」と問いかけて、発症と経過を聞き出します。痛みが消えている場合は、どうしたら痛みがなくなったのか、完全になくなったのか、それとも消えたり再開したりという繰り返しなのか、この確認も忘れないよう

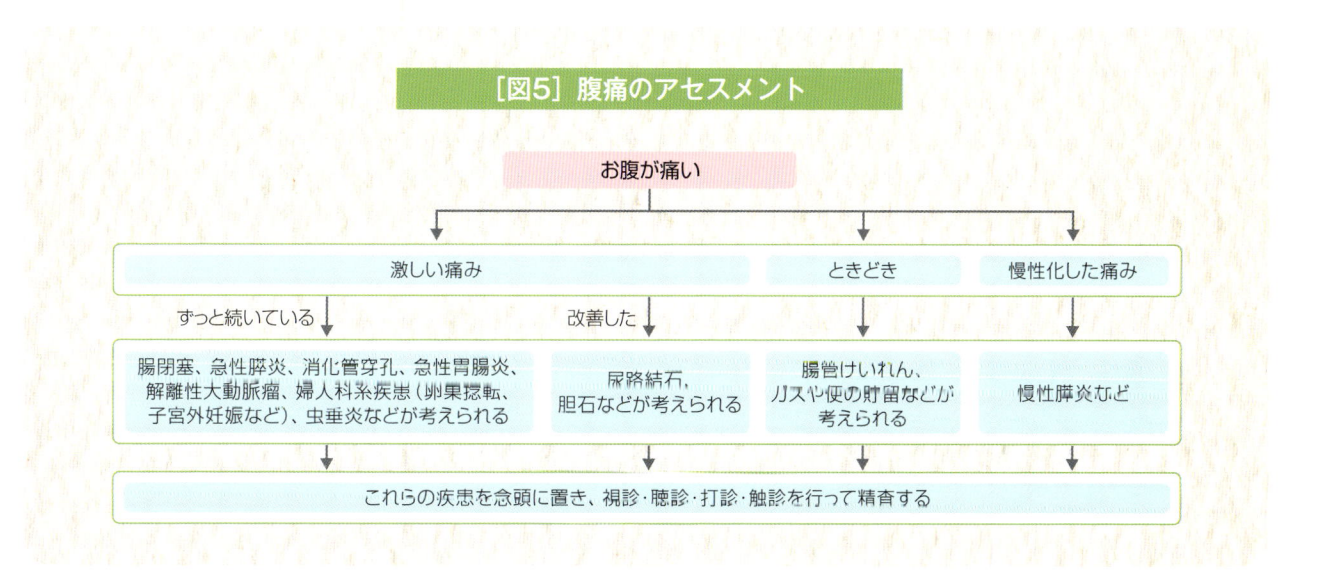

[図5] 腹痛のアセスメント

```
               お腹が痛い
    ┌─────────┬──────────┬─────────┐
  激しい痛み              ときどき    慢性化した痛み
  ┌────┴────┐              │              │
ずっと続いている 改善した        │              │
   │            │              │              │
腸閉塞、急性膵炎、  尿路結石、    腸管けいれん、    慢性膵炎など
消化管穿孔、急性胃腸炎、胆石などが  ガスや便の貯留などが
解離性大動脈瘤、婦人科系疾患（卵果捻転、考えられる  考えられる
子宮外妊娠など）、虫垂炎などが考えられる
   │            │              │              │
   └────────────┴──────────────┴──────────────┘
          これらの疾患を念頭に置き、視診・聴診・打診・触診を行って精査する
```

にしましょう。それから、苦痛のレベル確認も大切です。急に起こる激しい痛みは、緊急対応が必要となることがしばしばあるからです。

腹部に関係した急に起こる激しい痛みにはいろいろありますが、激しい痛みがずっと続いているのか、痛みが慢性化しているのか、消えたり再開したりしているのかでいくつかの疾患が考えられます。

これをさらに精査するには、患者さん自身に症状の発生場所を示してもらって部位を確認し、痛みの質についても聞き取る必要があります。腹部全体が痛いなら、急性膵炎、腹膜炎、腸炎の可能性があります。焼けるような痛みなら消化性潰瘍、差し込むような痛みなら結石などが考えられるでしょう。こうして、消化器系器官に関連するものかどうかを絞りこんでいきます。

Process 2　食事や随伴症状を加味しよう

聴き取りのキーワードと考えられる可能性

消化器系のアセスメントには、症状がどういう場合に出現するのかという点が有力な手がかりになります。「特定の時間に始まりますか？　例えば、食べたあとなどはいかがですか？」とか「どういうようにすると楽になりますか？」とキーワードを投げ掛けてみましょう。

食後にみぞおちの痛みが強くなる場合は胃潰瘍が考えられます。お腹が空いていると痛いけれど、食べると和らぐというなら、十二指腸潰瘍かもしれません。なぜなら、胃潰瘍は食べ物が胃に入ることによって刺激が生じ、胃液の分泌が亢進するので、食後に痛みが出やすいのです。ただし、胃の下部と十二指腸はつながっているので、胃の下のあたりに潰瘍があれば十二指腸潰瘍と同じように空腹時に痛くなるので要注意です。

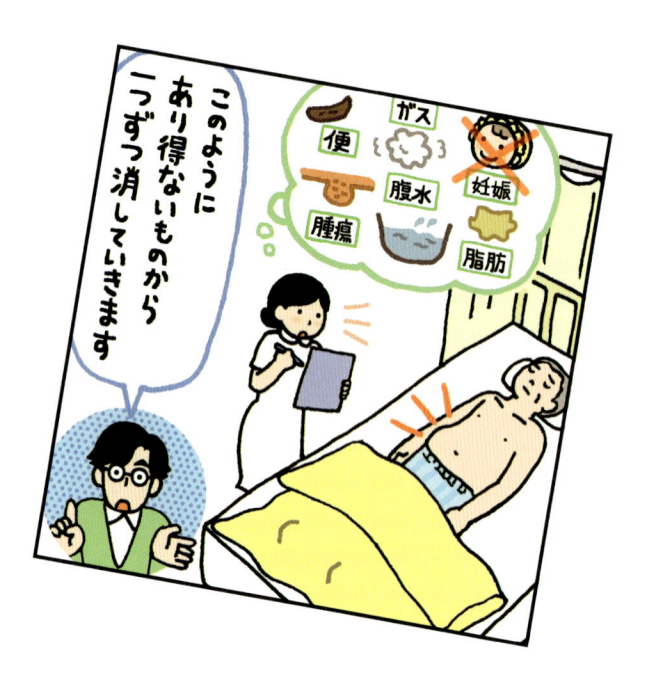

この他に、表情や姿勢にも注目しましょう。エビのように体を丸めると楽になるなら、胃腸炎や膵臓炎などの腹腔内の炎症とも考えられます。仰向けになると痛みが増すなら、逆流性食道炎ということが考えられます。

また、もう一つ欠かせないのが、随伴症状の確認です。悪心、嘔吐、下痢が伴っているかどうかも絞り込むための重要な手がかりとなるでしょう。その他、発熱や頻尿という症状が随伴するなら、腎盂腎炎などが考えられます。

症状だけでなく、腸閉塞や癒着を原因とする蠕動の痛みを精査するには腹部手術の既往歴、食あたりには暴飲暴食の有無、女性の場合は月経困難症や帝王切開の有無を確認しておくことも忘れないようにしましょう。

【STEP❸】 客観的情報を集めてさらに精査する

Process 1　客観的情報を集めるのに必要な知識を身につけよう

客観的情報を集める目的と順番

　患者さんの主観的情報を集めることで大枠は判断できますが、客観的なデータを加えることで、より複合的に患者さんの状態を把握することができます。

　患者さんは「お腹が痛い」と訴えるけれど、腹部が張っているということまでは言葉では訴えられないかもしれません。でも、訴えを受け止めて看護師が触ってみればパンパンに張っていることがわかります。すると、単なる「お腹が痛い」から「お腹が張って、痛い」と、より詳しい情報がわかります。

　腹部は通常は柔らかいのですが、中で炎症が起こると腹膜が刺激されて、腹筋が張ってきます（筋性防御）。硬い腹部はスーツケースのようなもので、触っても腹部に何が入っているのか、つまり何が原因で張っているのかは、わかりません。一つの検査方法や手技だけでは、すべての疑問は解消されません。そこで、聴診や打診も加えて、多角的に追究していくのです。

視診、聴診、打診、触診それぞれ何を診るのか

　腹部に関する客観情報収集の手技と順番は、視診、聴診、打診、触診の順番です。この順番にも意味があります。まず腹部の表面を見て、皮膚に傷や疥癬、膨らみがないか、腹部表面の動き具合はどうかといったことを観察します。この出発点で得た情報によって、聴診や打診、触診で「何を、どう診るのか」も変わってきます。循環器や呼吸器のように打診や触診を先に行ってしまうと、腸蠕動音を増強してしまうことがあるので注意しましょう。

　視診でのポイントは、おへそを中心に患者さんの腹部を4分割あるいは9分割して表わすことです。腹部は広いので、観察結果を正確に伝えるためには、「上腹部」というよりも「右上腹部」とか「左上腹部」という位置関係のほうがわかりやすいからです。また、「この傷跡は盲腸ですか？」などと患者さんに声をかけながら視診をすると、既往歴など問診で聞き逃した情報が得られます。

［図6］腹部の区分

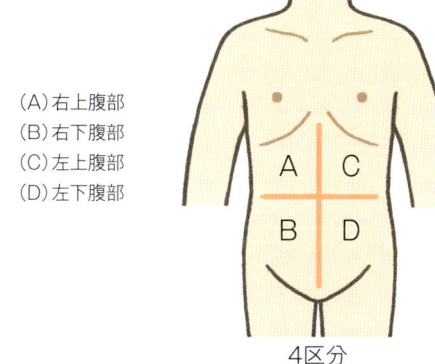

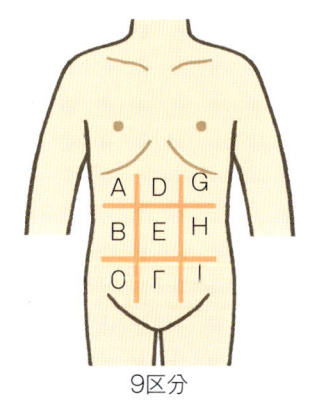

4区分
- (A) 右上腹部
- (B) 右下腹部
- (C) 左上腹部
- (D) 左下腹部

9区分
- (A) 右季肋部
- (B) 右側腹部
- (C) 回盲部（右腸骨）
- (D) 心窩部
- (E) 臍部
- (F) 下腹部
- (G) 左季肋部
- (H) 左側腹部
- (I) 左腸骨窩部

腸蠕動音の聴診、何をどう聴き取るのか

腹部の表面に呼吸だけでなく胃腸の蠕動運動による動きが見られるかどうかの確認も消化器系アセスメントの大事なポイントです。

聴診器を腹部に当てて、10～20秒すると、蠕動音が聴こえてきます。腸蠕動音は必要な栄養を吸収したあとの残渣やガスが腸管を通過するときに鳴る音で、正常な場合には5～15秒ごとに不規則に生じます。ゴロゴロとした音、いわゆるグル音といわれている音ですが、聴診器をあてて1分間たってもこの音が聴こえない場合は「減少している」と判断できますし、5分間続けて全く音がしなければ「消失」と判断できます。このように音が減少したり、消失していれば、腸の機能にイレウスなどの障害が起こっていることを示しています。また、音がしても、それが「ピチン、ピチン」という金属音のような高い音で、断続的な疼痛を伴うのであれば、腸管の狭窄やイレウスの可能性があります

Process ▶ 2　想定リストからあり得ないことを消去していく

腹部を膨らませる6つのFを見極める

集めた情報から患者さんの身に起こっていることやその原因を追求する際に大事なのは、想定リストを頭の中に思い浮かべ、一つ一つ検討することです。

ここでは具体的に打診や触診を組み合わせて、患者さんの訴えを客観的に精査するアセスメントの進め方に触れておきましょう。

例えば患者さんが「腹部が張っている」という場合、ガス（腸ガス＝flatus）・便（feces）・脂肪（fat）・腹水（fluid）・腫瘍（fibroma、本来はgrowthですが「F」がつくfibromaで代替させています）・妊娠（胎児＝fetus）の頭文字を集めた6つのFが原因として考えられます。

アセスメントを行う場合、最終的には患者さんにどういう看護を提供すればよいのか、という点を外してはいけません。原因が何かを見極めたあとは、

[表1] 腸蠕動運動の異常

腸蠕動音が減少している（1分間経っても聴取できない）	腸蠕動の回数が減っている、胃腸機能の低下
腸蠕動音が消失している（5分間経っても聴取できない）	腸閉塞（麻痺性イレウス）
「ピチン、ピチン」という高い音（金属音）が聴こえる	断続的な疼痛があれば、腸管の狭窄や閉塞（機械性イレウス）の可能性がある
血管雑音が聴こえる／腎動脈領域で聴こえる	腎動脈狭窄または閉塞の可能性あり、高血圧の原因にもなる
血管雑音が聴こえる／腹部大動脈上で聴こえる	腹部大動脈の狭窄、大動脈瘤の可能性がある

それを解決するための看護につなげていきます。
　患者さんが男性か乳幼児であれば、妊娠の可能性は消えるはず。女性であれば、最終月経等を確認しましょう。そして、腹部全体が膨れているなら脂肪と考えられるし、部分的に盛り上がっているなら便か腫瘤と考えられます。また、患者さんの体の向きを変えてみて、その膨らみが移動するなら腹水と考えられます。このあたりまでは、問診や視診で確認できます。

　次は打診です。患者さんに仰向けになってもらい、打診してポコポコという鼓音がすれば、ガスか便が溜まっている可能性があります。触ってみて塊が固定していれば便か腫瘤と判断できますが、以前にはここにあったのに、時間が経って触ったら違う場所にあるというような場合は、便の可能性があります。

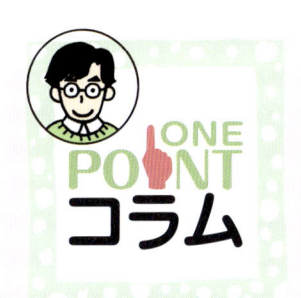

ONE POINTコラム

覚えておきたい打診の仕方と打診音の表現

　腹部が張っているとか膨らんでいる場合に打診や触診を行うのは、それが腹水なのかガスや便なのか、あるいは腫瘍によるものかを判定するためです。

　腹部の中にはいろいろな臓器がありますが、それぞれの間にはすき間があるので、打診音が連動して伝わることはありません。もし、打診音がはっきり伝わるのであれば、腹水が溜まっていると考えられます。

　便の前後にはガスが溜まっているので明確に区別するのは難しいのですが、ガスが溜まっていると思われる腸管を打診すると鼓音がしますし、便のあたりなら詰まった、ほとんど響かない濁音が聴こえるので、これを目安にするといいでしょう。

　ここで重要なのは、看護記録に残したり、チームで患者さんの情報を共有したりする場合には、自分だけで、あるいは仲間内だけで通じる音の表現では、情報として成り立ちません。音の標準語（打診音の表現）を覚えて使いこなしましょう。

[図7] 基本的な打診の方法

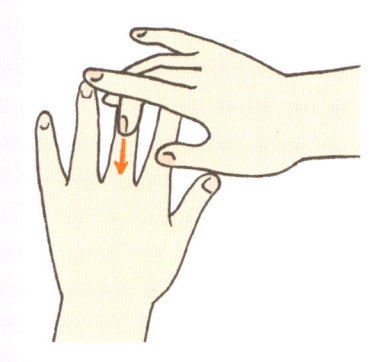

指を当てがうのは、音は硬いもののほうが響くという理由からです

[表2] 打診音の表現

音の表現	音の性質	内部の状態	臓器
共鳴音	よく響く音	空洞（外側が硬い空洞）	肺
鼓音	ポコポコという音	空洞で柔らかい袋状	胃や腸管
濁音	詰まった音（ほとんど響かない）	組織や水で詰まっている	肝臓
過共鳴音	長く強く響く音	内部に空気が非常に多く、硬いものに包まれている場合	子どもの肺、肺気腫のある人
平坦音	響きはほとんど残らない	体表面からの構造がほとんど筋肉となっている	大腿部や腕など

感覚系（眼）を アセスメントする

「見える」仕組みを理解しよう

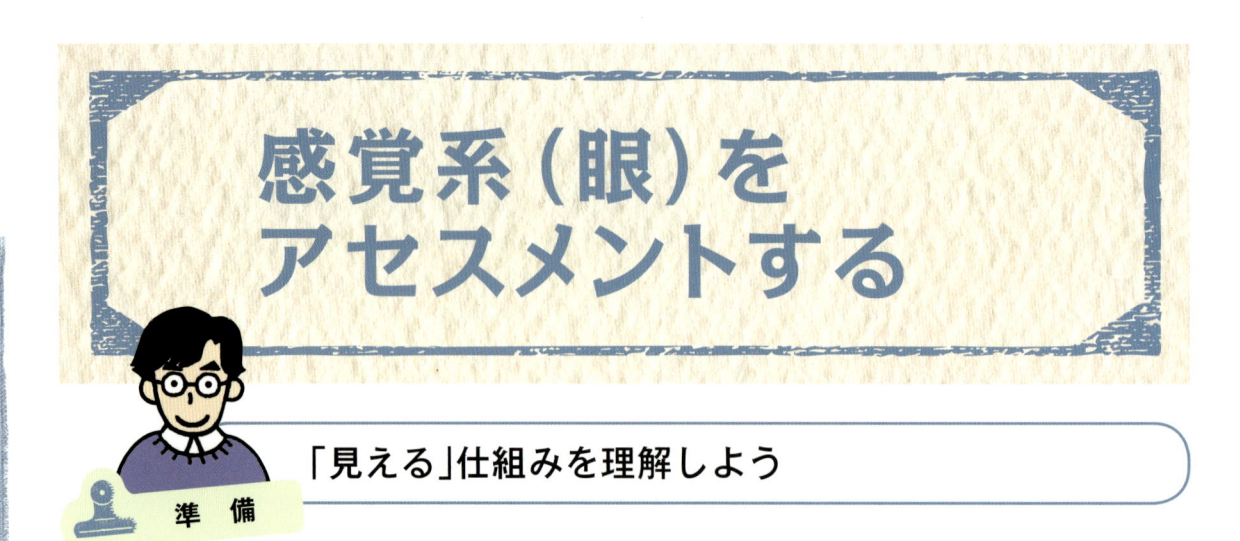

準備

01 「見えにくい」という症状

　患者さん自身がはっきりと眼に異常を感じれば、躊躇することなく眼科を受診するでしょう。しかし、見えにくいという状態をアセスメントするのは患者さんが自ら訴える場合だけではありません。その行動から「もしかしたら見えにくいのではないか？」と察知する鋭い観察眼も必要です。

　フィジカルアセスメントで重要なのは、主観的情報である患者さんの訴えや客観的情報を精査して、適切な対応に結びつけることです。

　例えば眼にトラブルが生じたときの訴えには、「眼が痛い」「眼が疲れる」「眼がかすむ」と、いろいろありますが、これらを集約すると「見えにくい」ということになるでしょう。

　「見える」というのは、眼球と視神経と脳の連係プレーです。「見えにくい」という訴えの精査とは、この3つのどこにトラブルが生じたのかを探ることと言い換えてもいいでしょう。

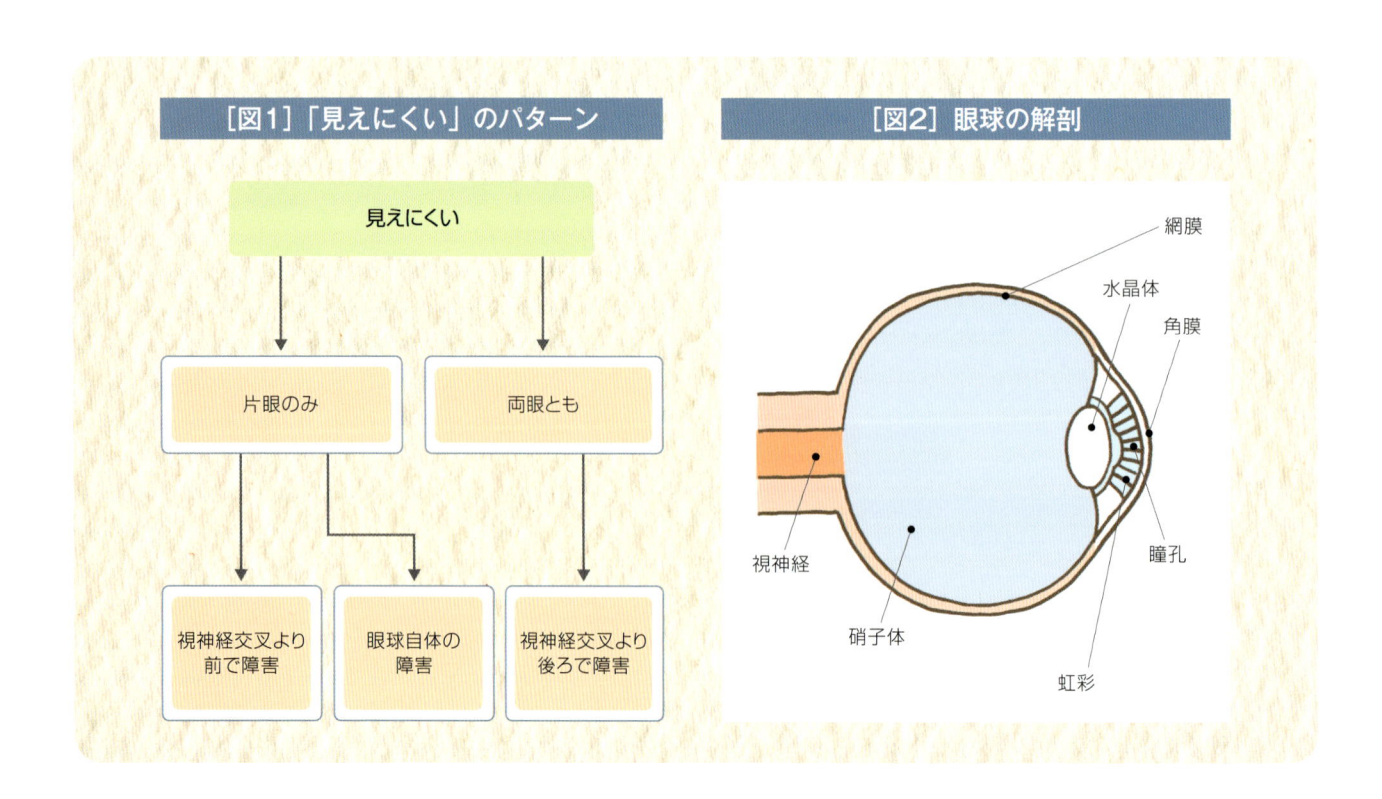

[図1]「見えにくい」のパターン

見えにくい
- 片眼のみ
  - 視神経交叉より前で障害
  - 眼球自体の障害
- 両眼とも
  - 視神経交叉より後ろで障害

[図2] 眼球の解剖

網膜／水晶体／角膜／瞳孔／虹彩／硝子体／視神経

02 「見える」仕組み

まず「見える」仕組みを確認しましょう。最近はデジタルカメラが主流ですが、ここではフィルムに写すタイプのカメラを思い浮かべてください。カメラのレンズキャップやシャッターの役目を果たしているのが、まぶたです。そして、カメラのレンズの役目を果たしているのが、角膜と水晶体。レンズに入ってくる光の量を調節する絞りの役目は、虹彩と瞳孔が担っています。

入ってきた光を受け止めるフィルムの役割を果たしているのが網膜で、ここに光が達すると、明暗と色が感知されます。そしてこの視覚情報が視神経を経由して脳に伝わると「見える」わけです。

03 「見えにくい」原因を探り、適切な看護につなげる

私たちが日常生活で得る情報の8割は眼から得る視覚情報だといわれています。そんな情報収集の重要な役割を果たしている眼に何らかのトラブルが生じると、その程度が重症であればあるほど日々の活動が制限され、ＡＤＬやＱＯＬが低下することになります。

眼にトラブルが起こる原因は、外傷や眼そのものの疾患から、脳血管障害など、その他の疾患に起因するものまでさまざまです。加齢もその一つで、髪が白くなり、皮膚にしわができるように、眼にも白内障などの不具合が生じてきます。白内障の手術が日帰り手術の代表のようになっているのは、それだけ患者さんの数が多いということでもあります。また、糖尿病患者数の増加に伴い、糖尿病性網膜症も増える傾向にあります。

こうした社会背景のもと、どの病棟にも多くの高齢患者さんが入院しているので、当該疾患だけではなく、ＡＤＬやＱＯＬの観点からも患者さんの眼の状態を知っておくことは大切です。特に緑内障を抱えている患者さんの場合、眼圧コントロールの関係で使用する薬にも配慮が欠かせません。また、入院中の患者さんに眼のトラブルが発生すると、転倒などの事故にもつながる恐れがあるので、安全面からも注意する必要があります。

診断や治療方針の決定は医師に任せればいいことですし、また視力を補正する必要があるなら眼鏡やコンタクトレンズを作ればよいのです。しかし、患者さんの全身状態と眼の状況を関連させて、今この瞬間に患者さんに何が起きているのかをアセスメントし、すみやかに専門領域でのケアを受けられるようにコーディネートする、どうすれば患者さんが生活しやすくなるかを考えることは、看護師の役割でもあるといえます。

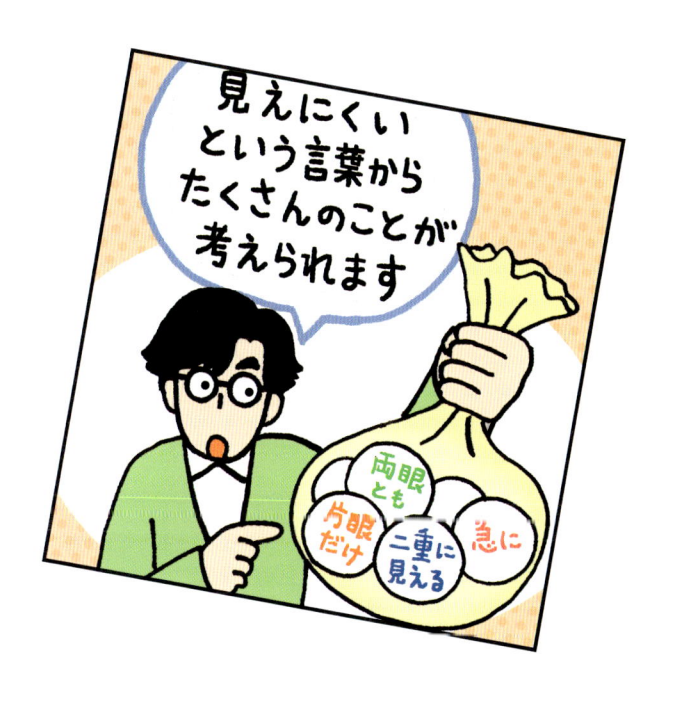

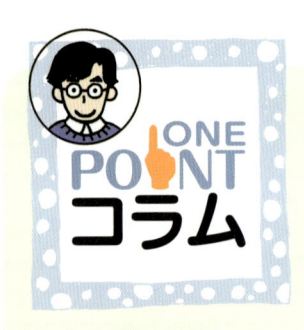

知っておきたい代表的な眼の疾患

●緑内障

　私たちの眼はいわゆる目玉と呼ばれるように球状になっていて、眼の中は循環する房水で満ちており、その圧力で眼球が丸く保たれています。この房水による圧が眼圧です。緑内障は房水の排出が何らかの事情でうまくいかず、房水が満杯になって眼圧が高くなってしまい、視神経乳頭が冒される疾患です。視野が狭くなるのが最も一般的な症状で、視野障害が進行すると視力の低下や失明に至る場合もあります。

　したがって眼圧を下げて進行を抑制するのが治療の基本で、点眼薬や飲み薬で房水の排出を促すようにします。薬物療法で奏功しなければ、レーザー治療や手術が行われますが、いずれも眼圧のコントロールが基本。さまざまな疾患で用いられる薬物には、この眼圧コントロールを阻害するものがあります。

　例えば、患者さんが緑内障であることを知らずに、風邪をひいたからと不用心に風邪薬を用いると、風邪薬に含まれる成分には副交感神経を抑制するものがあるので、房水を排出する働きにブレーキがかかります。すると、房水が溜まって眼圧が高くなってしまいます。緑内障は中高年に多い疾患なので、当該疾患と併せ持っているケースも少なくありません。既往歴の確認はもちろんですが、自覚症状が薄い疾患なので注意が必要です。

●飛蚊症

　飛蚊症は、実際には存在しない虫が飛んでいるかのように、小さな黒い点や物体が見える症状です。この異物の正体は網膜の前方にある硝子体に生じた濁りです。硝子体は透明なのですが、濁りがあると、外界から入ってきた光がこの濁りに当たって網膜に黒い影となって映ってしまうのです。

　多くの場合、加齢に伴ういわゆる老化現象として現れる症状なので、心配はいりません。特に治療方法もありません。ただし、網膜剥離、糖尿病性網膜症、加齢黄斑変性症、網膜静脈閉塞症などの眼の疾患の症状として現れる場合があります。老化現象か眼の疾患の症状か、この精査は必要です。患者さんの訴えを聞いて、小さな黒い点が急に増えたり、物がゆがんで見える、あるいは視力が落ちたという変化を伴う場合には、眼科受診につなげましょう。

●網膜剥離

　緑内症と並んで失明を招く恐れがある眼の疾患が網膜剥離です。初期症状として飛蚊症と、暗いところや眼を閉じているのにフラッシュのような光が見える光視症が現れます。このような見え方の異変があれば、眼科受診が必要になります。

●黄斑変性症

　このところ増加傾向にあるのが加齢黄斑変性症です。初期症状としては、物の中心がゆがんで見え、進行すると中心部が欠けて見えるようになります。患者さんが訴える「見えにくい」の内容がこのような症状であれば、早急に眼科受診につなげましょう。

　ちなみに顔には眼、鼻、口、そして両側には耳がありますが、眼は眼科、それ以外は耳鼻咽喉科の領域です。眼に関しては眼科のみが診療域なので、受け持ちの患者さんに眼そのもののトラブルが生じていたら、眼科の専門医と連携することが不可欠です。

　また、眼の疾患の特徴的な症状を理解しておくと、眼に現れたトラブルの原因が眼そのものにあるのか、それとも視神経や脳に起因するのか、その精査に役立てることができます。知識は無駄になりません。学んだことを上手に使いこなして、日々の看護に役立ててください。

【STEP❶】 「見えにくい」をアセスメントする

Process▶1 問診でトラブルの原因と緊急度を見抜く

問診の手順と確認すべき要素

　いうまでもなく眼は2つあります。最初にどちらの眼が見えにくいのか、あるいは両眼ともなのかを確認しましょう。片眼だけが見えにくい場合は、視神経交叉より前方にできた腫瘍や炎症による障害、あるいは網膜剥離とか緑内障などの眼球自体の障害と考えられます。両眼が見えにくいというのなら、視神経交叉より後方で起こった障害と考えられます。例えば脳血管障害、視神経交叉より後方に生じた腫瘍や炎症です。

　部位を確認して原因をいくつか想定したら、次は見えにくさの質を聞き取りましょう。つまり、どのように見えているかを確認するのです。「見える範囲が狭いですか？」という問いかけにイエスと答えるなら、緑内障、神経障害、眼瞼下垂などが考えられます。逆に「一部が欠けて見えますか？」という問いにイエスなら、網膜剥離や眼底出血による視野の部分欠損と考えられます。このほかに、「暗いところで見えにくい」という場合は、ビタミンA欠乏症、網膜色素変性症が想定できますし、「ものが二重に見える」というのであれば脳血管障害や重症筋無力症などを思い浮かべてください。

　問診での注意事項は、患者さんから情報を引き出せるように具体的な質問を投げかけることが大事です。なぜなら、例えば呼吸音や心音などは患者さんの意思でコントロールできるもではありません。ですから、極端な話、患者さんが眠っていても聴取できます。しかし、視覚の場合、患者さん自身に見ようとする意思がないと「見る」という行為は成り立ちません。さらに、患者さんは必ずしも自分が感じていることを的確な言葉で表現できるとは限りません。したがって、看護師はいくつかの原因候補をリストアップし、想定できる見え方を具体的な描写で投げかけ、患者さんの主観的情報を聞き取ることが必要なのです。

[図3] 「見えにくい」を症状から判断

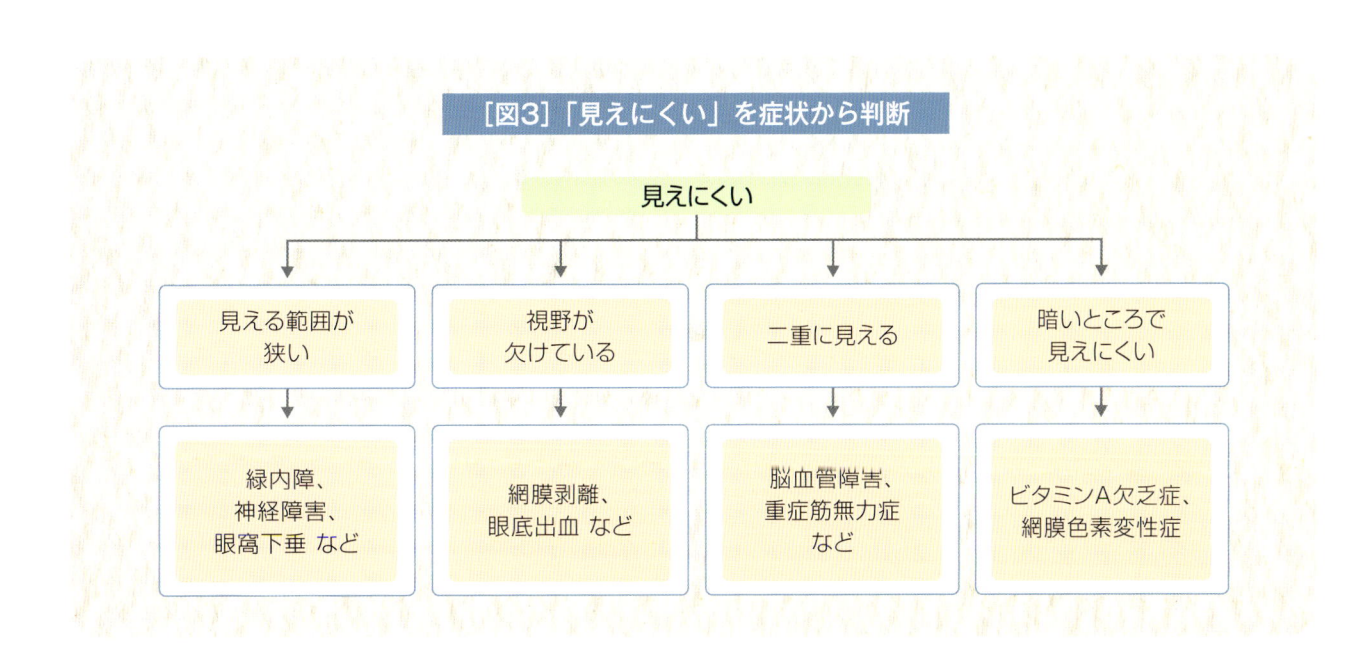

見えにくい

見える範囲が狭い	視野が欠けている	二重に見える	暗いところで見えにくい
緑内障、神経障害、眼窩下垂 など	網膜剥離、眼底出血 など	脳血管障害、重症筋無力症 など	ビタミンA欠乏症、網膜色素変性症

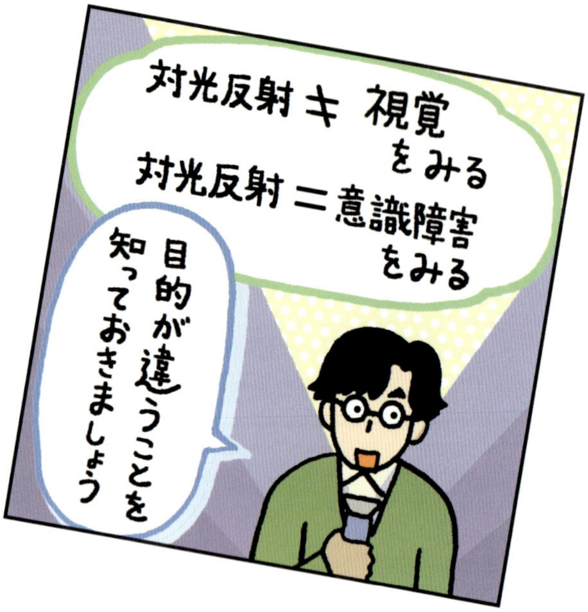

> 対光反射 ≠ 視覚をみる
> 対光反射 = 意識障害をみる
> 目的が違うことを知っておきましょう

緊急度を見抜く問診のキーワード

　部位、見え方の質に続いては、「発症と経過」そして「随伴症状」を必ず確認しましょう。眼のトラブルの原因は、眼球そのもの、眼球運動、視神経、脳などであると前述しましたが、いずれの場合でも、「急に症状が生じた」「激しい痛みがある」という場合には、緊急対応が必要となるからです。したがって、問診にも緊急度を見抜くキーワードが不可欠です。

　発症と経過については、「急に見えにくくなったのですか？」「徐々に見えにくくなったのですか？」という質問が基本です。また、「きっかけとして考えられることはありますか？」という問いかけも忘れずに。外傷を受けたことなど、患者さん自身が忘れている場合もあるからです。

　急に見えにくくなった場合は、急性視神経炎、硝子体出血、脳血管障害、外傷などが原因として考えられます。また、徐々に見えにくくなった場合は、白内障、緑内障、感染症、飛蚊症、遠視・近視・老眼などが原因としてリストアップできます。

　随伴症状を確認する際には、「何かほかに具合の悪いところはないですか？」と声をかけるだけではなく「眼の充血や痛みはありますか？」とか「頭痛、吐き気、嘔吐などはありませんか？」と具体的に問いかけましょう。眼の充血や痛みに加えて吐き気もある場合は、深刻な状態にある緑内障などが考えられます。時として脳血管障害などと判断され、緑内障と気づいたときには手遅れだった、ということもあります。また、頭痛、悪心、嘔吐を伴う場合は、脳腫瘍、脳出血による頭蓋内圧亢進など緊急対応が必要な重篤なケースが想定できます。眼に現れている症状が、眼そのもののトラブルかそれ以外に原因があるのか、この見極めが緊急対応には必要です。

[図4]「見えにくい」を経過から判断

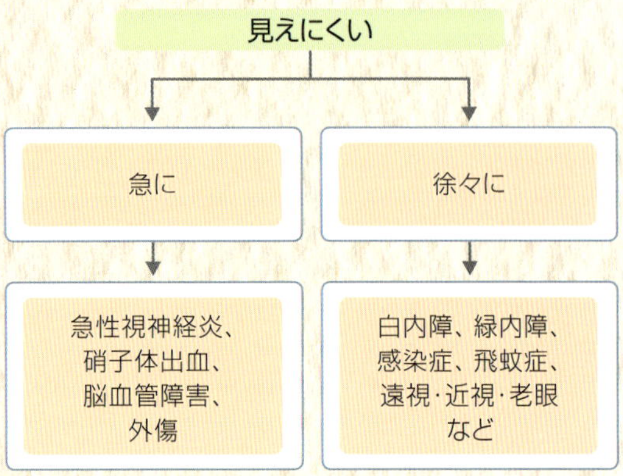

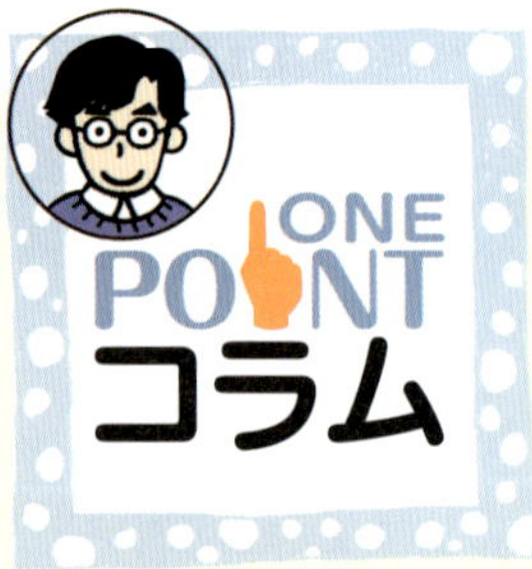

見えにくい
- 急に → 急性視神経炎、硝子体出血、脳血管障害、外傷
- 徐々に → 白内障、緑内障、感染症、飛蚊症、遠視・近視・老眼　など

ONE POINTコラム　対光反射でわかること

　眼のアセスメントというと、すぐに対光反射（p.100）を思い浮かべるかもしれません。しかし、これは眼に光を当てたときに、瞳孔がキュッと締まるかどうかという反応を見て、脳幹の働き具合を知る手がかりとするものです。視覚のトラブルの原因を探す方法ではありません。混同しないようにしましょう。

Process 2 視力と視野を簡単にスクリーニングする

見える、見えないを客観的に整理する

見える、見えないはもちろんのこと、何が、どこまで見えているのかは、あくまでも患者さんの主観です。第三者である看護師には、客観的情報を引き出して集めたうえで、適切なアセスメントを行うことが必要です。そのための方法の一つが、ベッドサイドでも簡単にできる視力と視野のスクリーニングです。

● 視力のスクリーニング

視力の検査は、視力表を使って数値化する方法が確実ですが、とりあえず見えにくさを知る手がかりを得るには、ベッドサイドで看護師の名札を患者さんに読み上げてもらう方法があります。自分の名札を指して「この名札の文字を読んでみてください」と質問します。このとき「これが見えますか？」という質問はしないようにします。なぜなら、患者さんが「見えます」と答えた場合でも、それが、"名札が物体として見える"のか、"書いてある名前が見える"のか判断できないからです。

あるいは、カレンダーの日付や書類を声に出して読んでもらう。読めないようなら、日常生活に必要な視力が保たれていないと判断できます。

● 視野のスクリーニング

視力の及ぶ範囲が視野です。つまり、患者さんの眼が見える範囲です。この範囲を知るには、患者さんの正面に立って患者さんと視線を合わせ、患者さんには「視線を動かさないで」と伝えます。患者さんの頭上に半円があるようにイメージし、その球体をなぞるように指を患者さんの頭の後ろから前に向かって動かします。このとき、指をこすり合わせるようにして動かしながら行ってください。人間の眼

［図5］視神経の障害部位を推測する

網膜が感じた光を視神経は電気信号として脳に伝える、これが「見える」仕組みです。したがって、視神経に腫瘍などの圧迫で損傷が生じると、その部位に応じて特徴的なパターンの視野欠損（視野の一部が欠けたり、狭くなったりして見えにくくなること）が起こります。逆に、視神経のどこに問題が生じているかをこのパターンから推定できます。

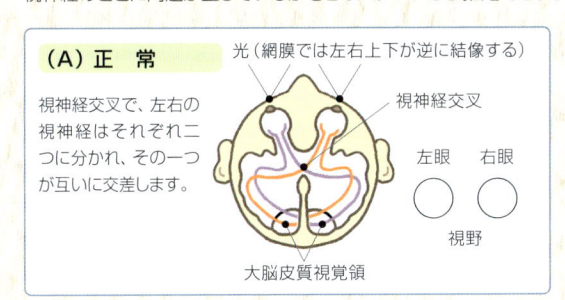

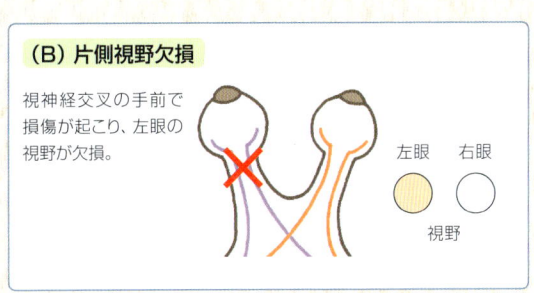

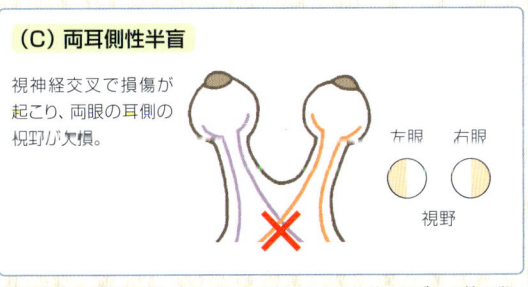

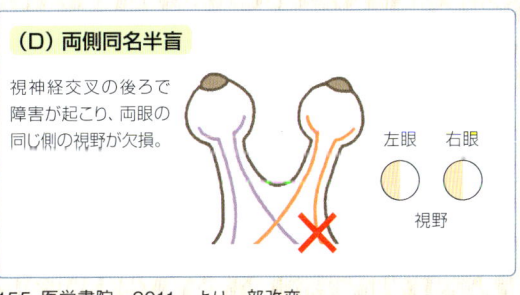

(A) 正 常
光（網膜では左右上下が逆に結像する）
視神経交叉で、左右の視神経はそれぞれ二つに分かれ、その一つが互いに交差します。
視神経交叉
大脳皮質視覚領
左眼　右眼
視野

(B) 片側視野欠損
視神経交叉の手前で損傷が起こり、左眼の視野が欠損。
左眼　右眼
視野

(C) 両耳側性半盲
視神経交叉で損傷が起こり、両眼の耳側の視野が欠損。
左眼　右眼
視野

(D) 両側同名半盲
視神経交叉の後ろで障害が起こり、両眼の同じ側の視野が欠損。
左眼　右眼
視野

〈引用〉山内豊明　著：フィジカルアセスメントガイドブック第2版、p.155、医学書院、2011．より一部改変

は静止しているものよりも動いているもののほうが気がつきやすいからです。そして、指が患者さんの視野に入ってきたところで「見えた」と合図をしてもらいます。この方法で、上下左右を確認すれば、患者さんの眼がどこからどこまで見えているのか、という視野がわかります。

視野の異常をアセスメントする

視野の正常な範囲は、片眼につき上方に60度、下方に75度、鼻側に60度、耳側に100度といわれています（図6）。わかりやすい目安としては、上方は「眉の上」、下方は「顎の下」、左右は「耳のあたり」までと考えてください。眼の病気によっては、この視野が狭くなったり、欠けたりして「見えにくい」という場合があります。

視野が狭くなる視野狭窄は、緑内障や網膜色素変性症といった視神経の疾患などが原因として考えられます。また、視野の中に見えない部分が生じる場合は、黄斑変性症などの疾患が疑われます。速やかに眼科受診につなげましょう。

このほかに、視野の半分に気がつかなくなる場合があります。片側の空間の存在に気がつかない「半側空間無視」は、高次脳機能障害（p.104）の一例で、脳梗塞などの後遺症としてみられることが少なくありません。例えば、視野左半分が見えない場合、食事の際に左側だけを食べ残す、ドアを通る際に左側にぶつかる、車椅子や歩いて移動しているうちにだんだん右側に寄っていくといった状態が見られます。極めて異常ですが、本人はまったく気づいていません。

Process ▶ 3 眼球の位置や運動機能の異常を精査する

眼球の位置と斜視をスクリーニングする

見えにくさの原因として、眼球に問題が隠れている場合があります。

私たちがものを見ようとする場合、普通は両眼が同方向を向きます。ところが、片側が違う方向を向いてしまって見えにくい場合があります。これが斜視です。

眼球の動きが内側、つまり正面を向いたときに鼻側に向く斜視を内斜視、逆に顔の外側に向く斜視のことを外斜視と呼びます。

[図6] 視野の範囲

●斜視のスクリーニング

　斜視も簡単にスクリーニングできます。明るすぎない場所で、30〜40cm離れたところから当てたペンライトの光を患者さんに見てもらいます。両眼とも瞳孔の中の同じ箇所に光が入っていれば正常。片側で光が瞳孔から外れたら斜視と判断できます。

　このほかにも、カバーテストといわれる、どちらの眼で主に見ているか、利き目を確認するときに使われる方法で斜視をスクリーニングすることもできます。両眼で注視してもらっている際に片方の眼を厚紙などで覆い、覆いをしていない側の眼が動かなければ、その覆いをしていない眼が利き目です。もしも、片側の眼を覆ったときに、覆いをしていない眼が鼻側から耳側に動いたら、その眼には内斜視があるということです。耳側から鼻側に動いたら、外斜視と判断でき、覆ったほうの眼を利き目にしている、ということが推察できます。

●眼球突出の確認

　眼球突出の有無も確認が必要な場合があります。というのも、眼球は頭蓋骨の深い大きなくぼみである眼窩というソケットに電球がはまっているような構造をしているので、ソケットと電球の間に腫瘍ができたり筋肉の炎症が起こったりすると、眼球が押し出されてしまうからです。バセドウ病などの甲状腺機能亢進状態で見られる症状の一つでもあります。眼科疾患以外の当該疾患を抱えている患者さんの様子をよく観察し、見えにくさとその原因をアセスメントして、看護に役立てることも大切なことです。

　正常ならば、上まぶた（上眼瞼）は必ず黒目（虹彩）にかかっています。この関係は下方視をしても保たれます。上まぶたと黒目の間に白目が認められたら眼球突出が疑われます。

眼球の位置と斜視をスクリーニングする

　患者さんに下方向を見てもらい、まぶたをぐっと引き上げます。そのとき黒目の上縁は目尻と目頭を結んだ線よりも下にあるのが正常。上を見たときには、黒目の下に十分に白目が見えるのが正常です。

　「横目で見る」というように、目玉をぐるりと見たい方向に動かす場合があります。ちょっと眼を動かしてみてください。右に向けても左に向けても、両眼がいっしょに同じ方向に動くでしょう。このように両眼が連動しているからこそ、ものが2つに見えることもなく、正確な立体感も得られるのです。ですから、眼球を動かす筋肉が正常に機能し、両方の眼球が連動しているかどうかを確認することも見えにくさの精査には必要です。

　スクリーニングの手順は（p.62、図8）の通りで

［図7］眼球突出の有無

正面を見ている場合
正常　　異常

下を見ている場合
正常　　異常

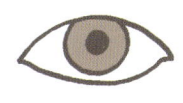

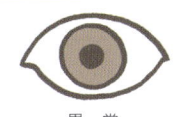

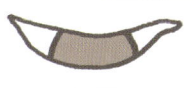

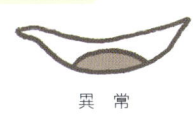

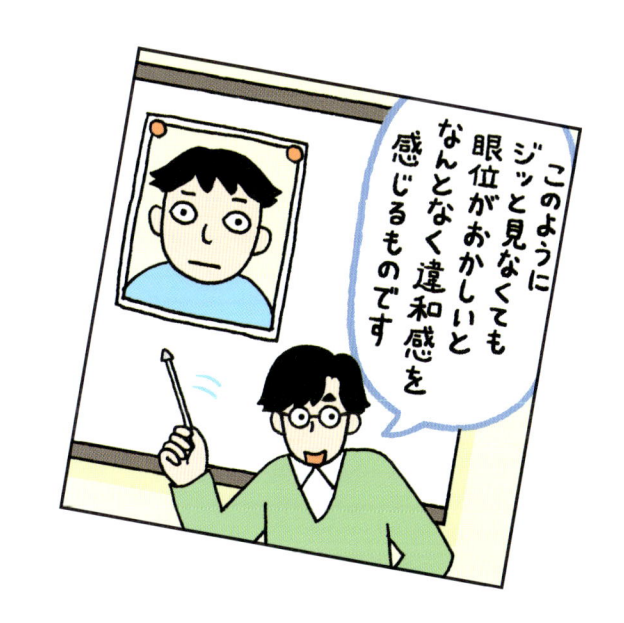

このようにジッと見なくても眼位がおかしいとなんとなく違和感を感じるものです

す。眼球の動きを見るときの注意点は、指をゆっくり動かすことです。そして指が横に行ったら動きをいったん止めて、眼球が固定していられるかどうかを確認します。正面を見ているときは固定できても、脇を見るときに揺れるなら眼振があると判断できます。

ちなみに眼振とは、眼球振盪の意味で、自分の意思とは関係なく眼球が動くことです。これは脳や内耳にトラブルが生じている可能性があり、その結果として眼球を上下左右に引っ張り合う筋肉のバラン

[図8] スクリーニングの手順

1 患者さんと30～40cm離れて向かい合って座り、患者さんにはまっすぐ前を向いてもらう。

2 患者さんの顔の前に指を立て、「顔を動かさず、眼だけで指を追ってください」と伝える。患者さんの顎に手を添えて、顔が動かないようにする。

3 指をゆっくり動かしながら、患者さんの眼の動きを確認する。正常であれば、指に近い眼は外転、反対側の眼は内転する。

4 横に持ってきた指をそのまま上下に動かす。正常であれば、指に近い方の眼は外上転から外下転、反対側の眼は内上転から内下転を示す。

5 逆側で同様に指を上下に動かす。指は「H」を描くような動きとなる。

[図9] 眼球を動かす筋肉

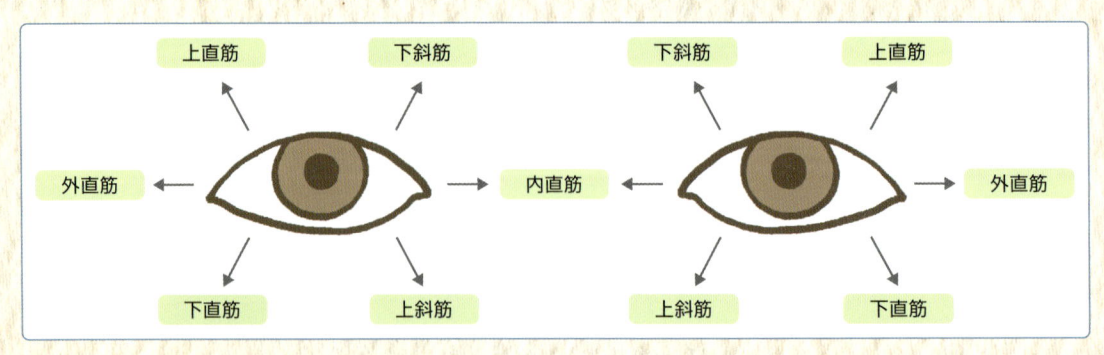

（左眼）上直筋／下斜筋／外直筋／内直筋／下直筋／上斜筋
（右眼）下斜筋／上直筋／内直筋／外直筋／上斜筋／下直筋

眼球を動かすのは、眼を下に向ける「滑車神経」、眼を外側（耳側）に向ける「外転神経」、眼を上や下、内側（鼻側）に向けたり、まぶたを開けたり、瞳孔の大きさや水晶体の厚さを加減する「動眼神経」。この3つの脳神経が6方向の筋肉（上図）を動かして引っ張り合うことで両眼を動かしている。

スが崩れてしまうため起こります。両側の眼球の動きにズレがある場合は、眼筋そのものか眼筋を動かす信号にトラブルが起こり、障害がない側に引っ張られている状態です。

また、横いっぱいに眼を外転（内転）させても目尻（目頭）と黒目の間に白目が残る場合は、対応する外眼筋や末梢神経系のトラブルが考えられます。

【STEP❷】アセスメントの結果を看護に活かす

Process 1 見えにくい患者さんに役立つ看護を考える

具体的な質問で情報を引き出す

見える、見えない、見えにくい。いずれも患者さん自身の感覚です。何が、どのくらい、どんなふうに見えないのかという情報を整理して、看護に活かしましょう。例えば、「文字が小さすぎて読みにくい」という場合、その患者さんに読んでもらう書類は大きめの文字にするなどの配慮に結びつくでしょう。

また、半側空間無視の患者さんには、ナースコールを患者さんが認識できる側に配置する、認識できない側のベッド柵を上げて転落を予防する、食事は見える範囲に置くなどの配慮が必要です。

正常な眼の状態を知っておくこと

アセスメントを看護ツールとして役立てるにあたっての注意点にも触れておきましょう。

眼に何らかの異常が生じていれば、それはいろいろな形で「見えにくさ」につながっていきます。ですから、正常な眼とはどういう状態なのかを良く理解しておくことは、患者さんの眼の異常を察知する際の手がかりとなります。例えば、「眼位」の確認もその一つ。

眼位がずれていると、ものを見る際には視線を合わせようとする努力が常に必要なので、眼が疲れやすくなったり、一つしか見えないはずのものが二つに見える複視が起こることもあります。斜視のアセスメントなどでも、こうした知識があると、より確実に判断できるでしょう。

患者さんの動作をよく観察する、当該疾患の影響を考慮する、正常な眼の状態を理解しておく。この三つの要素を基本にして患者さんの「見えにくさ」にいち早く気づき、的確なアセスメントでADLやQOLを向上させる看護の実践につなげましょう。

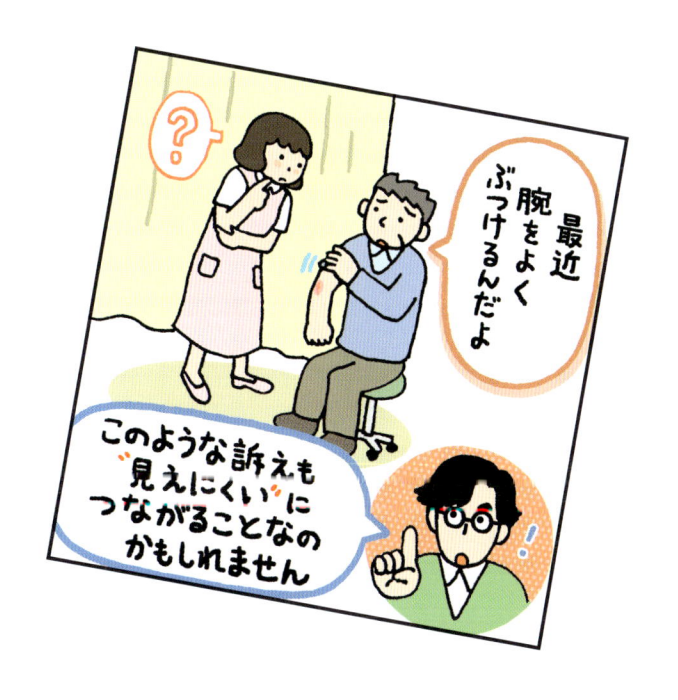

感覚系（耳）を アセスメントする

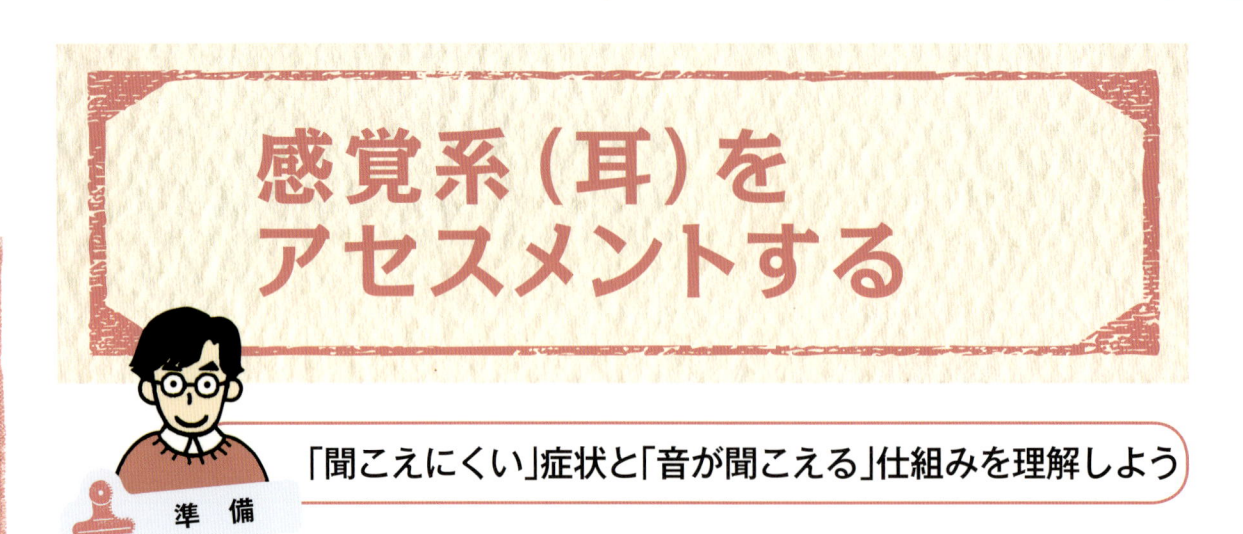

準備　「聞こえにくい」症状と「音が聞こえる」仕組みを理解しよう

01 「聞こえにくい」という患者さんがいたら

　眼が「見えにくい」という場合、例えば近視の人が眼鏡なしで何かを見ようとする際に眉間にしわを寄せて、対象物に近づくようにして見たりするので、そんなしぐさからも第三者が「ああ、きっと見えにくいのだろう」と推察できるでしょう。ところが、耳が「聞こえにくい」というのは、本人にも自覚できておらず、気がつかない場合があります。

　皆さんも、廊下で患者さんに声をかけたときに反応がなかった、何度も同じ話をしているのにわかっていない。実は聞こえていなかった……というような体験があるのではないでしょうか。一般的に聴力は加齢に伴い、低下するといわれていますが、それが加齢によるものなのか、なんらかの異常があるのかをきちんと見極めることは必要です。患者さんに自覚症状があればもちろんですが、日々の観察で「聞こえにくさ」を早めに察知し、ケアにつなげましょう。

02 「聞こえにくい」に潜む二つの問題

　聞こえにくさを察知するきっかけとなるのは、前述のように声をかけても反応がない、伝えた内容に適した対応をしてくれないといった事例ではないでしょうか。ところがここには二つの問題が潜んでいます。

　一つは聞くための機能すなわち聴力に問題が生じている。もう一つは、音や声はしっかり聞こえていても、その内容を理解できない、という問題です。表面的には「聞こえにくい」状態ですが、その原因は全く違います。

[図1]「聞こえにくい」と思うきっかけ

コミュニケーションがうまく取れない	→	聞こえていない（音が届いていない）	→	難聴など耳そのものに異常がある
		言葉の意味がわからない（言葉を正しく処理できない）	→	脳疾患が考えられる
		指示したことと違う対応をする	→	認知症などが疑われる

03 音が聞こえる仕組み

　私たちの日常生活には、いろいろな種類の音があふれています。その音を聞くのも、どういう音なのかを聞き分けるのも、耳がその役割を担っています。

　耳から入ってきた音が聞こえるというのは、いったいどういう仕組みなのか、最初にそれを理解しましょう。図2の耳の構造を見てください。

　音が伝わる順路は、外耳から中耳、内耳を経て、聴神経を通って脳へ、という進み方になっています。

　外耳というのは、音を取り込む役割をもっている耳介、顔の両側についているいわゆる耳たぶと、鼓膜につながる外耳道の部分です。中間の中耳には、鼓膜と耳小骨がありますが、あとは空洞。普段は、咽頭につながる耳管によって気圧のバランスがとれているのですが、エレベーターや飛行機などに乗っていて、急に耳が変になることがあるのは、外の空気圧と中耳内の気圧のバランスが崩れるためです。アメをなめたりガムを噛んだりしながらゴックンとつばを飲み込むと治るのは、耳管は物を飲み込むときに開かれ、このときに空気の出入りが生じるので気圧のバランスがとれるからなのです。内耳は、カタツムリのような形をした蝸牛と、体のバランスを司る三半規管で構成されています。

04 音の伝わり方

　音の伝わり方にも注目しましょう。大音量の音が聞こえるのはもちろんのこと、かすかな風のそよぎのような小さな音まで聞こえるのは、音が耳に届いて順路の奥へと伝わる間に大きさが増幅されるからです。

　耳介、いわゆる耳たぶから入った音は、外耳道を通り鼓膜に届くのですが、このとき音は空気の振動となって鼓膜を震わせます。さらにその振動が鼓膜から中耳にあるツチ骨、キヌタ骨、アブミ骨という3つの骨に伝わり、この3つの骨が連動することで約20倍の大きさに拡大されていくのです。そして、この拡大増幅された振動が神経刺激となって蝸牛に伝わり、さらに聴神経がその刺激を脳に伝えます。脳に伝わって初めて音として認識されるのです。この経路のどこに障害が起こっても、音が聞こえにくくなります。

[図2] 耳の仕組み

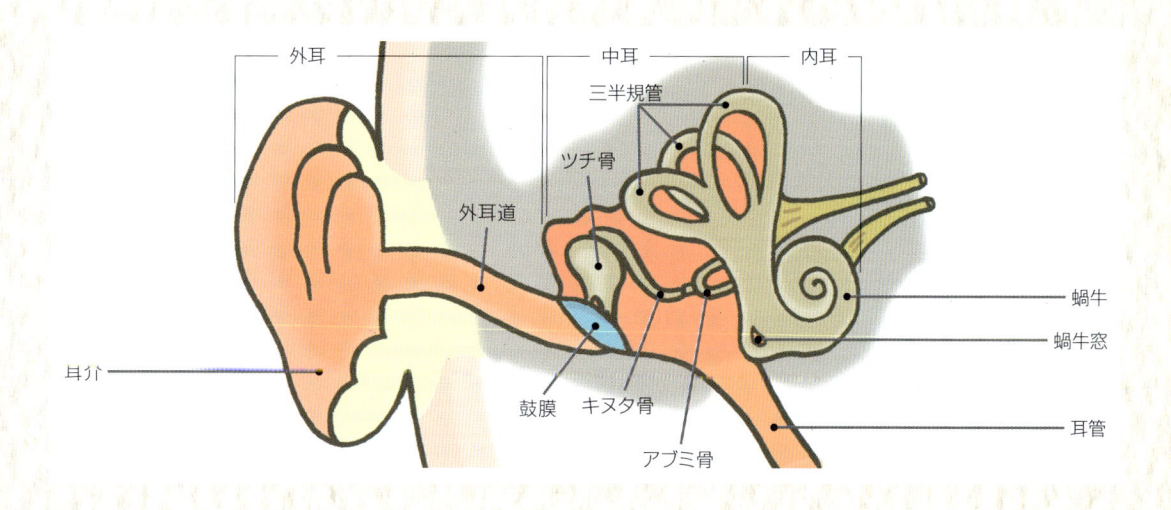

【STEP❶】 簡単な聴力のスクリーニングと難聴アセスメント

Process ▶ 1　難聴のスクリーニング

患者さんが聞こえているかどうかを確認する

患者さんの言動を観察していて「聞こえにくさ」を感じたら、まずは大まかでよいので、音が聞こえているかどうかを確認してみましょう。

患者さんの耳から30cmくらい離れ、患者さんから見えない（患者さんの視野に入らない）位置から、患者さんにささやきます。そして、そのまま患者さんに同じ言葉を繰り返してもらうのです。次に、同じ要領で、指をこすってその音が聴こえるかどうか、確認してください。こうして聞こえているかどうかを見ていきます。やはり聞こえにくいようであれば、さらにアセスメントを進めていきます。

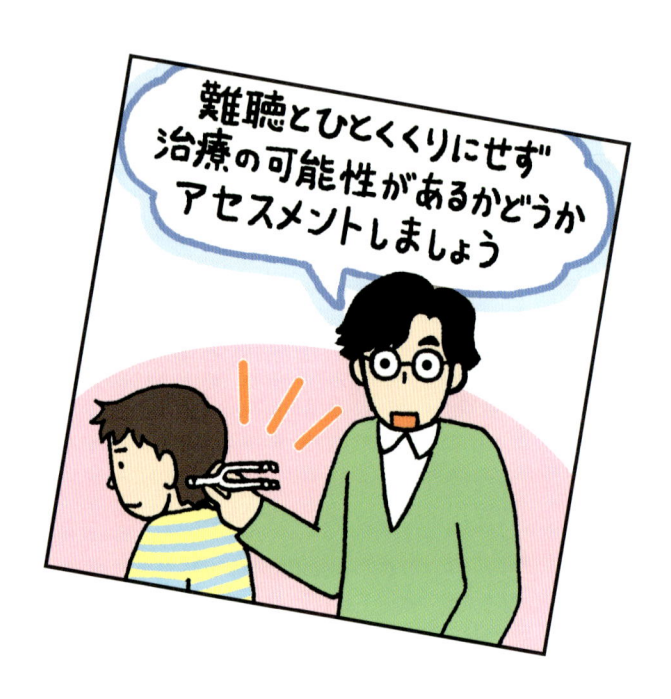

難聴とひとくくりにせず治療の可能性があるかどうかアセスメントしましょう

[表1] 難聴のタイプ

伝音性難聴	外耳に届いた音が蝸牛まで伝わらないために聞こえにくくなっている。つまり、外耳道、中耳の鼓膜、耳小骨など音を振動として伝える器官のどこかに問題が生じ、聴神経まで届かないために脳が音を認識できないことにより起こる
感音性難聴	外耳、中耳から伝えられた音の振動は、内耳の蝸牛で電気信号に変換されて、聴神経経由で脳へ伝わる。この蝸牛は、実は低い音から高い音まで、周波数ごとに反応するセンサーのような役割を担っており、周波数ごとの音の情報を聴神経から脳へ伝えている。音として認識するのは脳ですが、脳では音の大きさや種類を選別し、例えば、いろいろな雑音の中から会話を、あるいは待合室で呼ばれる自分の名前を「聞き取る」、つまり「聞き分け」という処理作業をしている。 内耳の機能に問題が起こると、音に反応する感度が鈍くなるため、音を蝸牛で電気信号に変換することが難しくなってしまい、聞こえにくい状態となる
混合性難聴	伝音性難聴と感音性難聴の2つを合併している

Process ▶ 2 難聴の3つのタイプを知る

タイプによって対応が異なる

難聴というのは、外耳、中耳、内耳そして脳につながるまでの聴覚伝導路のいずれかの部分に障害が生じて起こります。このスクリーニングで話し声や音が聞こえていない、あるいは聞こえにくいようであれば、伝音性難聴、感音性難聴、混合性難聴という3つのいずれかに分けられます（表1）。

いずれのタイプでも、原因がわからないと、聞こえにくさを解消する対策を講じることはできません。

この3つのどれに当てはまるのかを考えながら、アセスメントしていきます。

【STEP ❷】 難聴の種類を鑑別する

Process ▶ 1 どのタイプに当てはまるのかをアセスメント

リンネ試験で確認する片耳ごとの聴力

感音性難聴を伝音性難聴と判断するためのアセスメントとして有効なのがリンネ試験（図3、表2）です。

リンネ試験というのは、「聞こえにくい」という場合に、骨伝導と気伝導でそれぞれ聞こえる時間の長さを測定し、伝音性難聴か感音性難聴かを調べるものです。骨伝導というのは頭蓋骨を通して蝸牛に音が伝わることで、気伝導とは空気を通して音が伝わることです。

まず音叉を手首などに軽く打ち付けて振動させ、患者さんの耳の後ろ側の、骨が下向きに少し飛び出した部分（乳様突起）の上に音叉の根元を当てがいます。音が聞こえなくなったら「はい」と患者さんに合図をしてもらい、音叉を患者さんの耳元に近づけます。正常ならば再び気伝導での音が聞こえますが、その気伝導で伝わる音が聞こえなくなったら、もう一度合図をしてもらいます。

[図3] リンネテスト

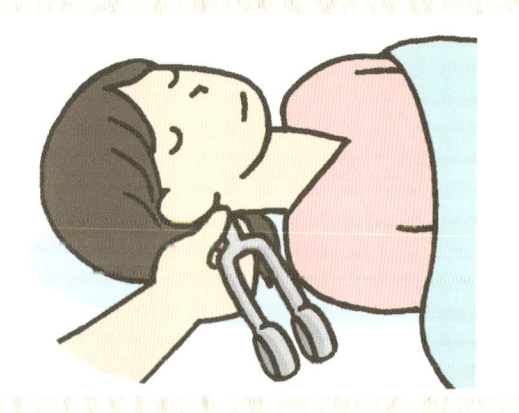

図のように患者さんの耳の後ろ側に音叉の根元を当て、音が聞こえなくなったら、今度は患者さんの耳に音叉を近づけます。

骨伝導で音が聞こえなくなったあと、音叉を耳元に近づけても聞こえなければ、伝音性難聴と判定できます。というのも、伝音性難聴は耳垢や中耳炎による障害物で音が届きにくくなっている状態なので、空気を介するよりも骨を介して振動として感じる音のほうが強く感じられるからです。逆に、感音性難聴の場合は、音の振動を電気信号に変えるところでの障害なので、骨伝導も気伝導も聞こえる時間が短いのが特徴です。聞こえ方としては、骨伝導でほとんど聞こえないか、聞こえても時間が短く、骨伝導でわからなくなった時点で耳元に音叉を近づけると、音は聞こえることは聞こえてもすぐにわからなくなります。

正常な場合は、骨伝導で聞こえなくなった後でも気伝導での音が聞こえるはずです。つまり、骨伝導で聞こえなくなった後、気伝導で聞こえる時間は、骨伝導の聞こえていた時間よりも長く聞こえたことになります。

ところで、乳幼児の場合は、聞こえにくさに気付きにくいうえに、体調の変化を言葉で伝えることができないため、しきりに耳を触ったり、口を動かすと痛がるような様子があれば、中耳炎の疑いがあります。

Process ▶ 2 難聴があるのが両側なのか片側なのかをアセスメント

片耳のみ聞こえにくいときはウエーバー試験を

片方の耳のみが聞こえにくい場合には、聞こえにくいほうの耳にどのような障害があるのかを調べる必要があります。その場合に有効なのがウエーバー試験です。

この試験は音叉を振動させて、音叉の根元を患者さんの頭頂部または前頭部に当てます。音叉を真ん中に当てていれば、音は骨伝導で左右均等に伝わるはずです。ですから、正常であれば両耳共に同じ大きさで音が聞こえます。

聞こえ方に左右差がある場合、伝音性難聴があれば、聞こえにくいほうの耳は気伝導として外耳道を通ってくる周囲の音が伝音性障害によって遮断されるので、音叉の音がむしろ際立って響いて大きな音として感じます。

感音性難聴の場合は、気伝導も骨伝導も感度が低下しているので、聞こえにくく、音が小さく感じられます。

[表2] 音が聞こえる長さと難聴の鑑別（リンネ試験）

	聞こえる長さ
正　常	骨伝導　＜　気伝導
伝音性難聴	骨伝導　＞　気伝導
感音性難聴	骨伝導　＜　気伝導 骨伝導と気伝導、どちらも聞こえている時間は短い
混合性難聴	骨伝導　＞　気伝導 骨伝導の聞こえている時間は短く、気伝導で聞こえている時間はさらに短い

【STEP❸】 聞こえにくい原因からケアを考える

Process ▶ 1 伝音性難聴の原因とケア

多い原因は耳垢詰まりと中耳炎

　伝音性難聴は、耳垢で外耳道が塞がっている、あるいは中耳炎が原因で起こることが少なくありません。

　耳の穴には、耳垢腺や皮脂腺など、分泌物を出すところがあります。この分泌物がいわゆる耳垢で、外耳道内に溜まって耳の穴が完全に塞がってしまうと聞こえにくいということになるのです。これは耳の清潔ケアで解消できます。

　中耳炎というのはご存じのように、中耳に炎症が起きて粘膜が腫れたり鼓膜の奥に浸出液が溜まったりして、耳管の出口をふさいでしまう病態です。そのため、中耳の内圧が高まり、鼓膜が外耳道に向かってパーンと張って振動することができなくなり、聞こえにくくなるのです。これも、中耳炎の治療が聞こえにくさの改善につながります。

　子どもの場合は顔が小さく耳管も短いため、口腔内から雑菌が入り込みやすく、中耳炎を起こしやすいので要注意です。

Process ▶ 2 感音性難聴の治療とケア

治療が難しい感音性難聴

　感音性難聴は、蝸牛あるいは聴神経そのものに障害が起こっていると考えられるため、治療が困難です。

　感音性難聴を引き起こす原因としては、加齢、強い騒音下での長期間にわたる作業への従事、ヘッドフォンなどを使って長時間にわたり大きな音で音楽を聞き続けたりといったことで生じる騒音障害、薬物（抗菌薬）の副作用などが考えられます。治療が難しいため、補聴器を使うなど、治療と同時に少しでも聞こえるようにする手だてを考えることも必要になります。

　治療に不可欠な意思疎通を図るためには、患者さんに伝える言葉がしっかりと耳に届いていることが基本です。当該疾患の看護のためにも、患者さんの様子を観察して、聞こえているかどうかを確認することの大切さを認識してください。

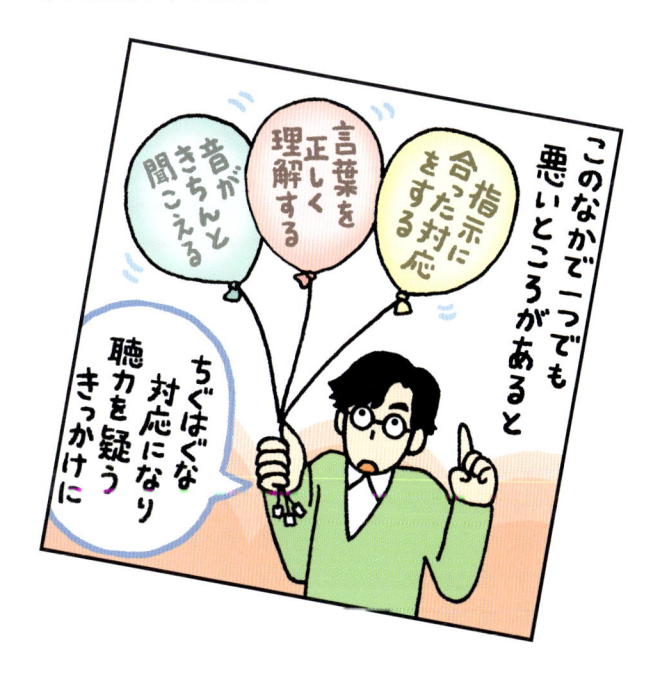

このなかで一つでも悪いところがあると
- 音がきちんと聞こえる
- 言葉を正しく理解する
- 指示にきをした対応する

ちぐはぐな対応になり聴力を疑うきっかけに

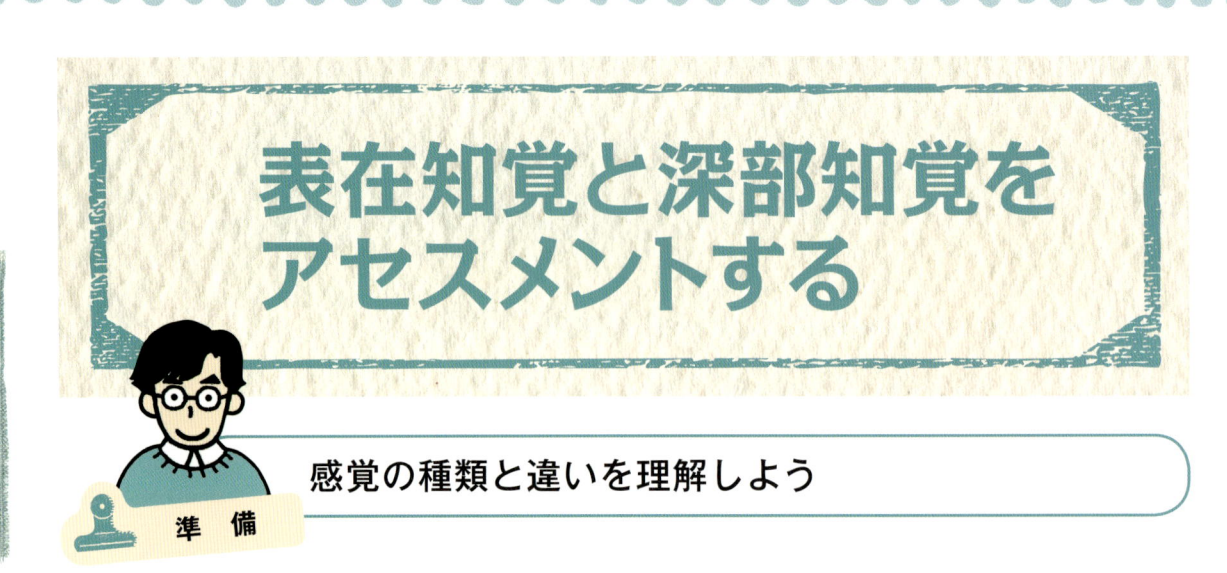

表在知覚と深部知覚をアセスメントする

準備 感覚の種類と違いを理解しよう

01 表在知覚と深部知覚をアセスメントする目的

脳とつながる神経は全身に張り巡らされ、各器官から情報収集をして脳に伝えます。逆に脳からの命令を末端に伝えるのも、この神経のネットワークが機能しています。表在知覚と深部知覚のアセスメントの目的は、この仕組みが機能しているかどうかを確認することです。

02 表在知覚と深部知覚の違いを知る

身体のさまざまな感覚を体性感覚といいます。体性感覚は、表在知覚と深部知覚に分けられます。

前者は皮膚感覚とも呼ばれ、皮膚を通して感じ取る温覚、冷覚、触覚、痛覚、圧覚などが該当します。

後者は、地面の揺れなどの振動を感じ取る振動覚、手足がどんな方向に向いているかを感じる位置覚、手足の指がどの方向に動いたかがわかる運動覚などです。

ラッシュアワーなどまるでおしくらまんじゅうみたいなぎゅうぎゅう詰めの電車に乗っているときに、足元は見えなくても、自分の足がどっちを向いているのかはわかるでしょう。これは位置覚が働いているからです。また、立ち仕事で疲れてフットマッサージを受けているときに、眼を閉じていても「あ、右足の親指を上に向けた」とか「今度は下に押している」などと、指がどの方向に曲げられたかがわかるでしょう。これは、運動覚が機能しているから。そして自分の身体が揺れているとか、ぶるぶる震えていると自覚できるのは、振動覚がその役割を果たしているからです。

こうした深部感覚の知覚センサーがどこにあるのかというと、表在知覚の皮膚のような体表ではなく、身体の中の深い部分にあります。骨膜、筋、腱などが感覚器として働いているのです。

[図1] 表在知覚と深部知覚

表在知覚
温覚　冷覚　触覚　痛覚　圧覚　など

深部知覚
位置覚　振動覚　運動覚　など

03 なぜ別々にアセスメントすることが必要なのか

「痛い」とか何かに「触れている」と皮膚で感じる表在知覚と、「自分の手足や指がどの方向に動いているのか」とか「震えている」という動きを感じる深部知覚とは、感知するセンサー、受け止める刺激内容、そしてそれらが伝わるルートも、異なっています。

そのため、表在知覚と深部知覚のアセスメントを別個に行う必要があるのです。

【STEP❶】 表在知覚のアセスメント

Process 1　感覚器官と脳・神経ネットワークを理解する

表在知覚と脳・神経のつながり

神経系は身体の内部にあるので、身体の外の情報を集めるのは感覚器の役目です。その感覚器の中で眼の視覚、耳の聴覚と並んで大事なのが、皮膚です。

例えば、冬になると気温が下がります。この寒さを感じ取るのが、身体の表面を覆っている皮膚です。冷気にさらされてブルブルッと感じた「寒い」という刺激が、神経を通って脳に伝わります。すると、「セーターを着よう」と脳が判断。続いて「セーターを着ろ」という脳の命令が神経経由で筋肉に伝わり、実際の行動となるわけです。

では、冷気とか寒いという情報を感覚器がキャッチできなかったら、いったいどういうことになるでしょう。身体を温かくしようという寒さ対策ができず、風邪をひいてしまうかもしれません。皮膚で感じ取る感覚は、実はとても重要な身体防御システム

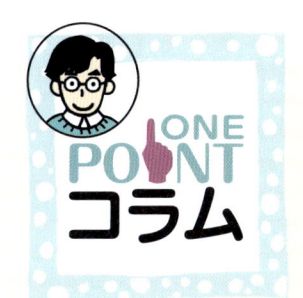

ONE POINT コラム　五感とセンサーの「感じる仕組み」

アリストテレスの時代から知られているのがいわゆる五感～視覚、聴覚、味覚、嗅覚、触覚という感覚です。

視覚は「眼」、聴覚は「耳」、そして触覚は今回のテーマでもある表在知覚で「皮膚」がセンサーとして働いています。では、味覚や臭覚は？

● **鼻はにおいの感覚器官**

鼻から息を吸うと、気体状のにおいの成分も入ってきます。鼻腔の奥には「嗅球」という器官があり、この粘膜組織にある嗅細胞をにおいの成分が刺激して、嗅神経を通じて脳に伝わり、においを感じます。風邪をひいて鼻が詰まるとにおいを感じなくなるのは、口で呼吸するようになり、匂いの成分が鼻に入ってこなくなるからです。

● **味蕾は味を感じる感覚器官**

味覚の感覚器官は、舌や喉の奥に広がっている味蕾。花のつぼみの形をしていることからこの名がついています。味は、大きく分けて5種類あります。甘味、塩味、苦味、酸味、うま味は、それぞれの味を感じる味蕾が異なります。味蕾にある味細胞と食物の成分が、鍵と鍵穴のような関係でぴたっと合うと、その味を感じる仕組みです。そして味蕾から神経を通って脳に味が伝えられてはじめて、うまい、まずい、という判断を下します。味覚障害はこの経路のどこかに異常があると起こります。

の第一センサーなのです。

　皮膚は外からの5つの刺激—温覚・冷覚・触覚・痛覚・圧覚—を受け止めています。患者さんが、こうした皮膚で感じ取れるはずの刺激をうまくキャッチできていない場合、情報を伝える神経のネットワークのどこかにトラブルが発生していると考えられます。なぜなら、神経細胞は再生できないので、ひとたび病変が生じると、その部位に機能障害が生じるという顕著な特徴があるからです。

Process 2 表在知覚をアセスメントする方法と評価を知る

痛覚と触覚をスクリーニングする

　ここでは表在知覚の中の痛覚、触覚、温度覚のアセスメントについて解説します。

　これらの知覚障害には表1のような種類があります。

スクリーニングの方法と手順

　患者さんから「皮膚の感覚がおかしい」という訴えがあったり、どうも感覚が鈍っているような様子が見られたら、木製の舌圧子（ディスポーザブルタイプ）を2つに折ったもので、スクリーニングをしてみましょう。尖った側で痛覚、丸い側で触覚を確認します。

　このほかには、知覚計といって、針のようなものが先端に付いていて、客観的に痛みを測る測定器を用いる方法もあります。ただ日常のケアのなかで、絶対値として痛みを測定しなければならない場合はほとんどないといってよいでしょう。自分がこれくらいの強さで押されると痛いと感じると思うくらいの強さで、患者さんの感覚を見てみてください。手順は次のとおりです。

①患者さんに眼を閉じてもらい、触れられていることがわかったら合図をしてもらいます。あらかじめ、尖った側であれば「ちくちく」、丸い側なら「にぶい」など、合図の言葉を決めておくと、意思の疎通および確認がしやすくなります。

[表1] 知覚障害

- 感覚低下
- 感覚過敏
  - 皮膚に加えた刺激から予想よりも強く痛みや温度を感じる
- 錯感覚
  - 加えた刺激とは異質で不快な違和感。例えば、筆で触れてみてもビリビリするような痛みを感じるなど
- 異常感覚
  - なにも刺激を加えていないのに、ピリピリ、ジンジンする
- 疼痛

[表2] 触覚・痛覚のスクリーニングでわかること

触覚の低下	脊髄の障害の側と一致する
痛覚の低下	脊髄の障害の側とは逆側に起こる

障害されている場所	確認した部位	にぶいとう触覚	ちくちくという痛覚
右側の脊髄	左側	○	×
	右側	×	○
左側の脊髄	左側	×	○
	右側	○	×
無感覚症または感覚鈍麻の可能性がある	左側	△	△
	右側	△	△

わかる：○　わかりづらい：△　わからない：×

②同じく患者さんに眼を閉じてもらった状態で、尖った側と丸い側で、患者さんの腕や脚などの身体各部に触れて、「ちくちく」か「にぶい」のどちらかを答えてもらいます。触れる際には、一瞬だけ触れてすぐ離すこと、また、必ず同じ領域で身体の左右差を確認してください。

感じ方の違いが示す障害の部位

スクリーニングでは、「ちくちく」で痛覚を、「にぶい」で触覚を表現しています。同じ皮膚への刺激ですが、「ちくちく」と「にぶい」では、感じ方が異なるだけではなく、伝達経路である末梢神経も異なるルートを通り、脊髄を経由する際も異なるルートを通ります。したがって、それぞれの感覚の低下と障害の部位とスクリーニングの2番目の左右差をみた結果から、表2のように考えられます。

フィジカルアセスメントでは、左右差の確認は大事なことです。特に感覚というのは個人差があるので、他人と比較して正常や異常を区別するのは難しいものです。しかし、一人の人間の身体で、左右が違うというのはあり得ません。そこで同じ条件で患者さんの左右差を確認することで、異常を見分けるカギにできます。

左右差があった場合、可能性としてどちらか片方が敏感になっているか、または鈍感になっていると考えられます。一般的に知覚が過敏になることはあまり多くありません。あるとしたら精神的に緊張しているか、軽度のやけどがあるかなどです。様子をみることでだいたい予測ができます。

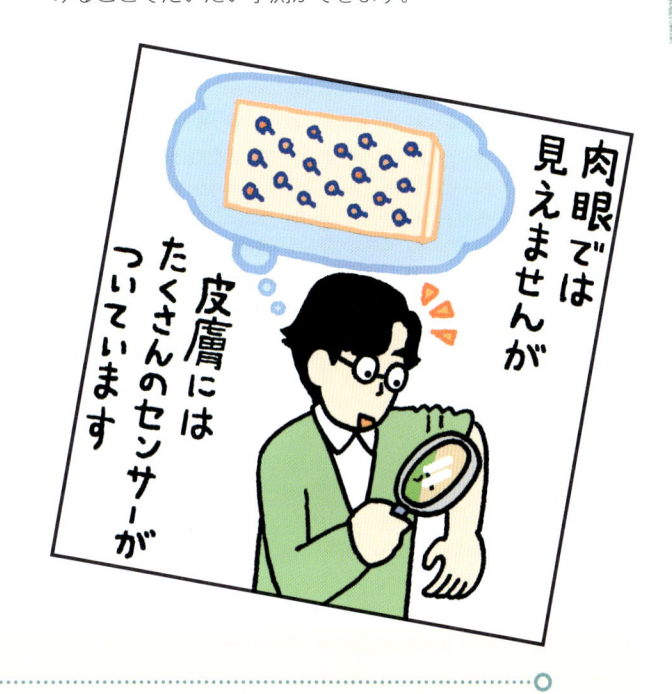

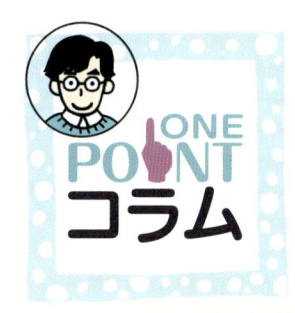

ONE POINT コラム

痛覚と温度覚は同じ末梢神経を通る

一般的な表在知覚は5つあるといいながら、具体的なアセスメントとしては、痛覚と触覚にしか言及していません。実は、これには理由があります。

まず、圧覚は、押されている感覚ですが、触圧覚という言い方で触覚とひとくくりにする場合もあります。ここではそれに準じておきます。

残りは温かさを感じる温覚と冷たさを感じる冷覚ですが、これは表裏一体で、両方合わせて温度覚とします。そしてこの温度覚ですが、実はこの刺激は、痛覚と同じ末梢神経を伝わっています。

つまり、温度とか痛みとか、それぞれの刺激を感じ取るセンサーは別のものですが、通り道は同じ。そのため、熱さ・冷たさが度を超すと痛いと感じることもあります。のぞみも、ひかりも、こだまも、それぞれ停車する駅も所要時間も異なりますが、同じ東海道新幹線を走っています。それと同じようなものです。ですから、痛覚の確認ができれば、温度覚の確認をわざわざ実施する必要がないというわけです。

Process ▶ ③ 表在知覚のアセスメントをケアに役立てる

患者さんの異変を察知し適切なケアを考える

感覚というのは個人差が大きいものです。ですから、異常や障害が起こっても、なかなか気づきにくいのが難点です。多くの場合、患者さん自身の「なんだかおかしい」という自覚が気づきのきっかけになるのではないでしょうか。

しかし、患者さんの苦痛を軽減する、よりよい看護を提供するのが看護師の責務です。患者さんの様子から、異変を察知する観察眼をもちたいですね。

患者さんの中には麻痺が起きていて鈍感になっている場合もあります。足がしびれているとうまく踏ん張ることができず、足元がおぼつかなくなる場合があります。転倒を繰り返す患者さんを筋力の低下と決めつけずに、麻痺があるのかもしれないと考えることができるとアセスメントの幅が広がります。とりわけ言葉で訴えられない患者さんの場合、感覚に異常が起こっていても、それを伝える術がないので、褥瘡などに気をつけることも必要でしょう。

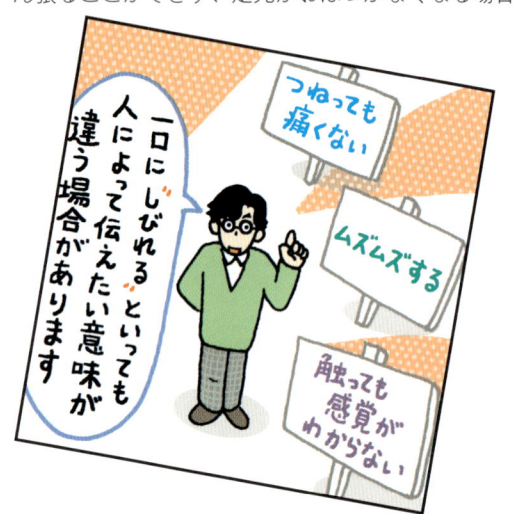

また、患者さんに清潔ケアを行う場合は、看護師自身が蒸しタオルを手に持って、熱さを調節することができます。しかし、知覚が鈍っている患者さん自身が蒸しタオルで拭いたりシャワーを浴びたりする場合、熱すぎるということに気づかないこともあります。その場合、火傷を起こす恐れがありますので、看護師が熱さを調節するなど気をつけることも必要でしょう。

実は痛みを感じるというのは、私たちが身を守るためにはとても重要な感覚といえます。なぜなら、「痛い！」と感じるのは、身体から発信される「これ以上の刺激は危険」だという警告のサインでもあるからです。

高齢になると痛覚が鈍るといいますが、これは加齢に伴って感覚のセンサーが作動するスイッチが入りにくくなるということです。高齢者ケアに際しては、このことに留意してください。

【STEP ❷】 深部知覚のアセスメント

Process ▶ ① 振動覚をアセスメントする

音叉を使って測る振動覚の感知度

振動覚のセンサーがどの程度機能しているかを確認する方法として、音叉を使った測定方法があります。

音叉を振動させ、患者さんのくるぶしや手足の母指の付け根など、皮膚のすぐ下に骨のある部位に音叉の根元を当てがいます。そして、患者さんには、振動を感じなくなったら「はい」と合図してもらい、この「振動が感じられなくなるまでの時間」を測定します。

アセスメントの際には「左右差の確認が基本」とこれまで繰り返し述べてきましたが、振動覚の場合も、通常は左右差はありません。

手と足を比べると、足のほうが多少は感度が鈍くなりますが、一般的にその差は顕著ではありません。そしてここが大事なのですが、振動を感じるのは何秒までかというのは個人差があるので、一概に「何秒以上感じられれば正常か」ということを断定できないのです。では、どのように評価したらよいのでしょうか？

音叉を使った測定を、胸骨などの体幹部と手首やくるぶしなどの末梢でも順番に確認し、各部位での時間を比較するとよいでしょう。なぜなら、体幹部は顔と同様に、末梢神経障害が進展しても比較的最後まで障害が及ばないため、その患者さんの振動覚の標準値として利用できるからです。

Process ▶ 2 振動覚のアセスメントで末梢神経障害を評価する

振動覚でわかる自律神経の働き具合

自律神経の状態が知りたければ、自律神経をアセスメントすればよいはずです。でも、自律神経は糸よりも細い、千分の一ミリ以下の細さなので、ちょっとやそっとでは測定できませんし、局所の自律神経の機能を観察することはできないのです。

p.73のコラムで、「温度覚は痛覚と同じ末梢神経のルートを通っている。痛覚の確認ができれば、とりあえずそのルートが円滑かどうかはわかる」ということを述べました。これと同様に、振動覚を確認することで、自律神経の状況を把握できるのです。

この場合に注目するのは、ルートではなく、神経の障害される順番です。音叉で振動を感じる時間を測定しますが、この振動を伝える神経よりも自律神経は早期に障害されます。糖尿病のような代謝異常で起こる障害では、自律神経からダメージを受けます。つまり振動を感じなくなっているということは、振動を伝える神経より先に障害される自律神経はすでに障害されていると考えられます。自律神経の障害そのものは、なかなか部位別に確認できませんが、振動覚を伝える神経の障害の有無は、音叉で部位別に自覚し判断することができます。したがって、自律神経よりも後に障害される振動覚を測定し、その機能状態を把握すれば、患者さん自身が自覚しにくい自律神経の状態を観察することができるのです。

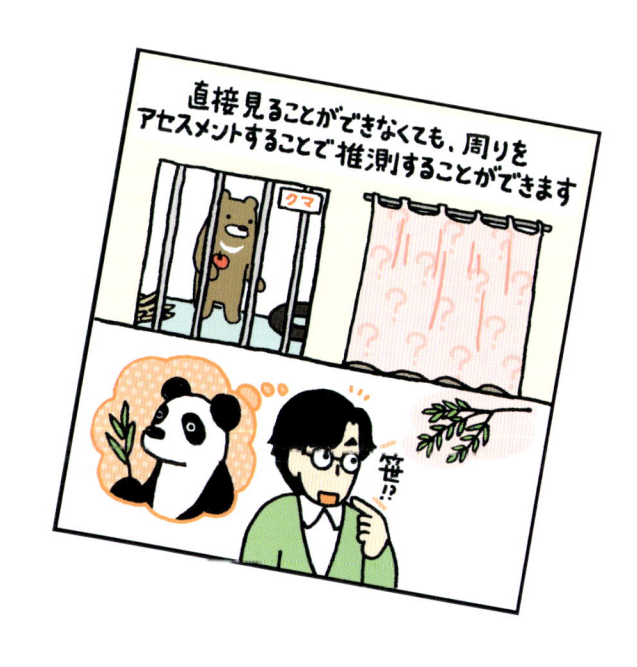

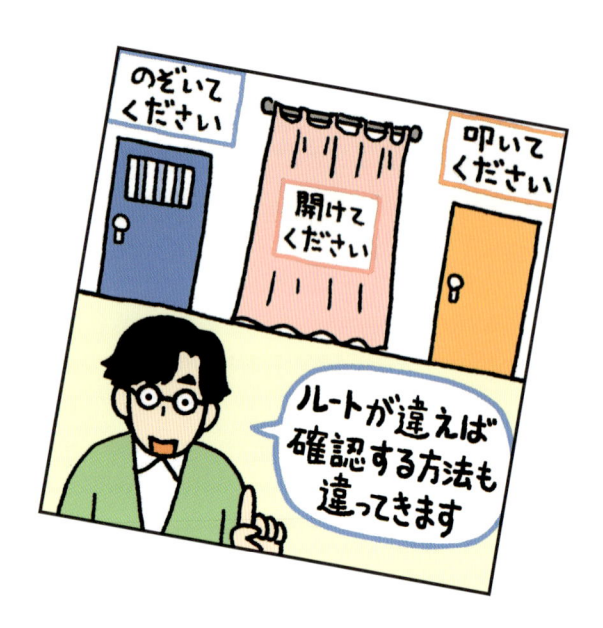

糖尿病性神経障害と振動覚の関連性

今や国民病といわれる糖尿病は、進行するにつれて厄介な合併症を引き起こします。その一つが、神経障害です。特に、神経障害によって足の感覚が阻害されると、痛みを感じにくくなるために、刺激や外傷に気づかず、最悪の場合、壊疽を起こして、切断という事態にもなります。

こうした事態を避けるためには、患者さんに病態の自覚を促し、セルフコントロール、セルフケアの重要性を理解してもらわなければなりません。音叉による振動覚の測定が、その一助になります。なぜなら、振動覚の測定で、糖尿病性神経障害でまず障害されると考えられる自律神経の働き具合がわかるからです。

糖尿病で神経障害が起こる仕組み

アセスメントの結果をケアに活かすためにも、なぜ糖尿病で神経障害が起こるのかを知っておくとよいでしょう。

身体中に張り巡らされている神経も、ほかの細胞などと同じく血流で運ばれる栄養を受け取っています。高血糖になると、血中のブドウ糖の量も増えていきます。その結果、細胞内に取り込まれるブドウ糖の量も増加し、それが原因となっていろいろな障害が発生します。例えば、情報伝達に重要な物質の取り込みを阻害し、神経の働きを障害します。すると神経の働きが衰えて、刺激や情報を伝えられなくなっていきます。痛いという感覚は、危険を知らせる大事なセンサーなのですが、それが故障してしまうわけですから、例えば足をケガしても気がつきません。傷ついたところがじわじわと悪化して、ようやく自覚したときには手遅れ……ということになるわけです。

壊疽の引き金は、ほかにもあります。糖尿病では、末梢の細い神経である自律神経から障害されていきます。すると、手や足先の血流を調節できなくなったり、傷の手当がうまくいかなくなったりします。

どういうことかというと、例えば安静に寝ていたり座っている状態から立ち上がると、重力の法則に従って血液はどーっと足下に集まり、脳へ届く血液が少なくなってしまうはずです。でも、実際にはそうならないのは、自律神経が足の血管を収縮させて過剰な血液が流れないように、血流をタイミングよく調節しているからなのです。

また、私たちがケガをすると、その部分に血液が集まって、大急ぎで修復作業が始まります。ところが、自律神経が適切に働かないと、必要なときに必要な量の血液を送れません。ですから、糖尿病性神経障害が起こってくると、立ちくらみで転倒しやすい→ケガしやすい、ケガをしても気がつきにくい→治りにくい、こうしたいくつもの要因が重なって、傷が悪化してしまうのです。

このように考えると、患者さん自身が自律神経の状態を把握していれば、感覚の鈍っている足を傷つけないようにしようとか、セルフケア、セルフコントロールへとつなぐことができるのではないでしょうか。

[図3] 主な自律神経障害と検査

どの症状の場合でも、まずは問診を行い、問題があればそれぞれ検査を行います。

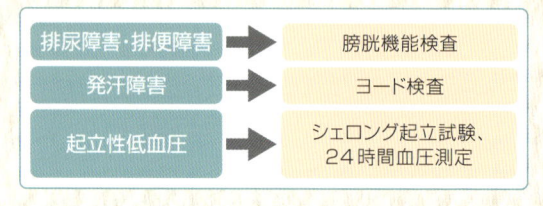

症状	検査
排尿障害・排便障害	膀胱機能検査
発汗障害	ヨード検査
起立性低血圧	シェロング起立試験、24時間血圧測定

Process 3 振動覚のアセスメントを糖尿病ケアに役立てる

振動覚の測定値を記録数値として経過評価する

　Process 1で、体幹と末梢の比較について触れましたが、これは振動覚の「活きのよさ」を判断する際にも役立ちます。体幹は顔と同様に、末梢神経が障害されても最後まで感覚が残っています。ですから、これを基本にして比較すれば、測定した振動覚がどのくらい「活きがいい」のかを判断できますし、それより先に障害が起こりやすい自律神経の状態も推察できるでしょう。

　また、ここで重要なのは、測定値を記録して、経年変化を追跡していくことです。例えば、前回は音叉の振動を感じなくなるまで8秒だったのに、半年後に測定したら4秒だったという場合、患者さん自身はこうした変化を自覚できないので、客観データである数値を示すことで自律神経の悪化状態を説明することができます。

　最初に細い自律神経が障害され、次に、さらに悪化すると振動覚を伝える神経や痛覚を伝える神経にも異常が生じるようになります。最も太い運動神経に障害が生じるのは、最後になります。こういう神経の太さや、障害される順番も患者さんにわかるように説明すると、糖尿病の怖さやセルフコントロールの重要性が伝わるのではないでしょうか。

振動覚の測定値を記録数値として経過評価する

　振動覚のアセスメントというと、日常的な臨床看護にはあまり縁がなさそうですが、一つひとつを読み解いていくと、実は患者さんのケアと密接に結びついているということがわかるでしょう。

　アセスメントを誰のために行うかというと、患者さんのためです。アセスメントは患者さんの状態を把握して、よりよい看護につなげるための手段です。評価や判断で終わらせるのではなく、その結果を使いこなすことが大切なのです。

　どこの病棟にも糖尿病やその予備軍の患者さんがいるでしょう。予防的な意味でも、患者さんにわかりやすく説明することは重要です。「壊疽になると大変」という言葉よりも、なぜ、どうして、という部分をわかるように、患者さんを説得し、納得させられように伝えることがさらに重要といえます。

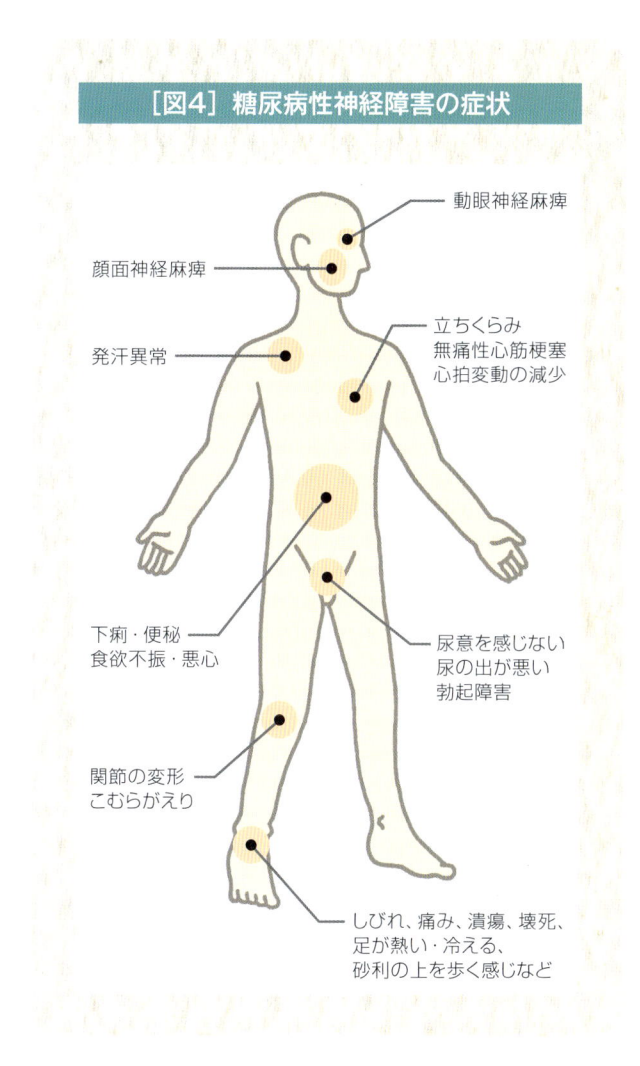

[図4] 糖尿病性神経障害の症状

- 動眼神経麻痺
- 顔面神経麻痺
- 発汗異常
- 立ちくらみ
- 無痛性心筋梗塞
- 心拍変動の減少
- 下痢・便秘
- 食欲不振・悪心
- 尿意を感じない
- 尿の出が悪い
- 勃起障害
- 関節の変形
- こむらがえり
- しびれ、痛み、潰瘍、壊死、足が熱い・冷える、砂利の上を歩く感じなど

運動機能をアセスメントする

運動機能は歩行の観察で総合評価する

準備

01 運動機能のアセスメントの目的を知る

医師が診察や検査をするのは、的確な治療をするためであるように、看護は患者さんの日常生活が円滑にいくように支援することでもできます。看護師が患者さんの運動機能をアセスメントする際に重要なのは、筋肉の名前や動きを対応させて覚えることではありません。

患者さんの身体機能と生活の両方をみて、自立してできることと不便なことを見極め、どこをどのようにサポートしたらその患者さんが安心・安全に暮らせるのかを考え、具体化していくこと。看護にはそうした「生活」という視点が欠かせません。

患者さんの運動機能の状態を把握する際には、それぞれの機能別にスクリーニング方法があります。このときに、患者さんの運動機能が、生活のどういう面で不便を生じさせるのかを身体の仕組みと関連づけて考えることが重要です。決して、患者さんの機能のどこが障害されているか、という点だけを評価して終わり、というものではありません。ここのところをしっかり押さえておいてください。

02 観察する際には明確な意図をもって行う

歩行の評価は、日常生活の様子をみていればわかります。歩幅、歩行の速さ、身体運動の対称性、腕の振り方、足関節と膝関節の動き方、そして一連の動作が滑らかに連続しているかどうか、というのが観察のポイントです。

患者さんの姿をみて、ごく普通に歩く姿と違っていれば、違和感が生じます。例えば、右足をケガして引きずるように歩いているとしたら、歩くリズムや姿がちょっと違うでしょう。このように、患者さんの歩く姿に「おかしいな」と感じたら、一本の直線の上を継ぎ足歩行してもらいましょう。

継ぎ足歩行というのは、ちょうど平均台の上でバランスをとりながら歩くような感じの、一方の足のつま先にもう一方の踵をつけるようにして、一歩ずつ継ぎ足すような歩き方のことをいいます。

運動機能に障害がある場合や小脳失調の場合には、この歩行が難しくなります。うまく歩けなかった場合は、運動機能と小脳、どちらかに障害があるということです。その場合にはさらに精査していかなくてはなりません。

03 いろいろな動作が組み合わさった歩行を見る

　日常生活に必要な動作を観察することで、患者さんの生活に不都合や不便が生じていないかわかります。洗顔や着替えなどは、上肢を使う動作のアセスメントです。下肢の動作のアセスメントは、立ったり座ったりというような体位変換、しっかり立っていられるかどうかという立位の保持、階段の上り下り、そして歩行といったところが、観察項目になります。

　とくに歩行は、その様子をみれば、運動機能の総合評価ができるといわれています。なぜなら、歩行は、身体のバランスはもちろんのこと、股関節、膝関節、足関節などの屈曲や伸展といった、さまざまな運動機能が組み合わされ、太ももやふくらはぎの筋肉を使って初めて成り立つものだからです。

　人間は二本足で立って、歩いていまが、実は歩いている時間の6割は片足で立っているのです。右足を前に進める瞬間には、左足だけで全身を支え、左足が前に出るときには右足で全身を支えているというわけです。片足で立って全身を支えるには、筋力も必要ですし、膝関節を曲げなければならないし、片足でバランスがとれなければ転倒してしまいます。

　こうしたことから、歩行のアセスメントで、関節の可動域、姿勢保持、運動調整能力など、運動機能全般の評価ができるというわけなのです。

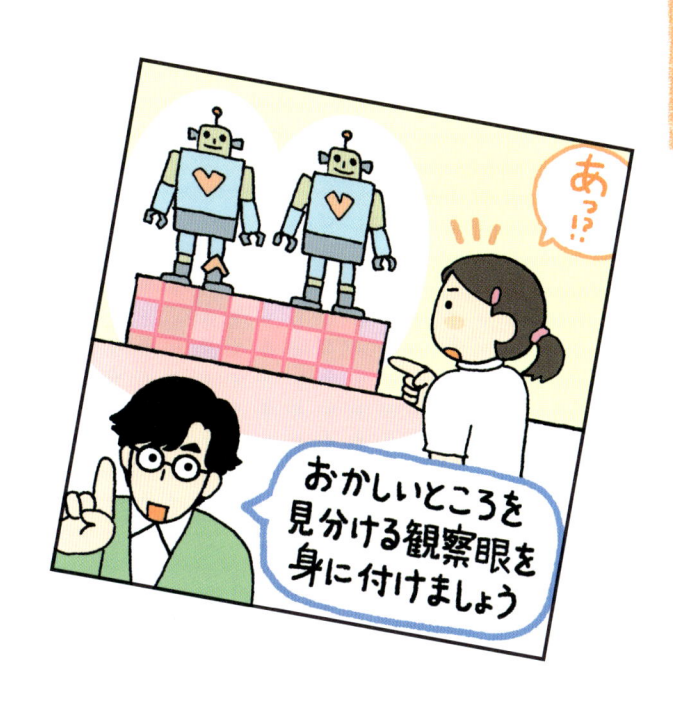

おかしいところを見分ける観察眼を身に付けましょう

[表1] 動作からわかること

力が入る	▶	筋力は保たれている
関節が曲がる	▶	可動域が保たれている
複数の動作を適切に組み合わせられる	▶	小脳が機能している

[表2] 日常生活動作の観察ポイント

上肢	ペンを持って字を書く
	はしを持つ
	新聞を読む（紙をつまんでページをめくる）
	顔を洗う
	ボタンの留め外し　など

下肢	歩行
	階段の上り下り
	体位の変換
	立位の保持　など

【STEP❶】 運動機能障害の原因を探る——小脳の機能を精査

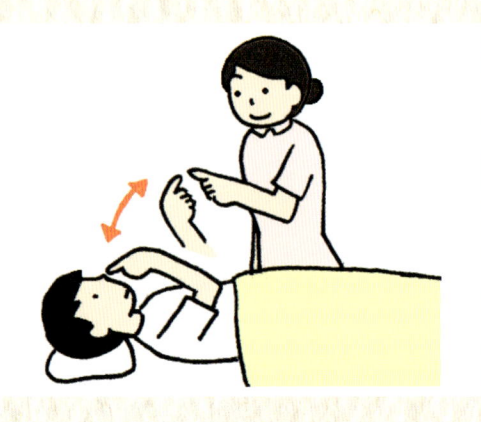

Process▶1 身体の位置を確認し調整する小脳の機能をみる

身体地図を判断する小脳機能の評価

身体の位置を正確に認識し、歩行するためには下肢を正確に動かさなくてはなりません。そのためには、「身体の位置を確認する機能」、「身体を動かすという大脳の指令を具体的な個々の動作にして筋肉に伝える機能」、「歩行や立っているときにうまくバランスをとる機能」という機能が不可欠なのです。

そして、その機能をコントロールしているのが、小脳です。身体の位置を把握し、複数の動作を適切に組み合わせるという働きを担っているのです。

歩行に必要な機能の一つである「身体の位置を確認し調整する機能」のスクリーニングが次の方法です。

● 指鼻試験

片方の指先で、自分の鼻の頭を触って離す動作を繰り返してもらいましょう。そしてこの動作のスピードを徐々に上げていき、指の位置が正確かどうか、動きはスムーズか、最短距離をとれるか、震えはないか、という点を観察します。さらに目を閉じた状態で、自分の鼻の頭を触って離す動作を繰り返してもらいます（図1）。

● 指鼻指試験

検者の指と患者さん自身の鼻を、指で交互に触れてもらいます。「指鼻試験」同様の観察ポイントに加え、検者は指を広い範囲で動かし、患者さんがそれに応じられるかどうかも確認します（図2）。

指鼻試験、指鼻指試験いずれの試験の場合も、小脳機能に障害があると、指が的を外れたり、最短距離をとれなかったりします。

私たちが目をつぶっていても自分の鼻や口の位置がわかるのは、自分の身体の形状や何がどこにあるのか、「身体地図」が頭の中にインプットされているからです。だから、何かが身体に触れると、そこが自分の身体のどの部分なのか、小脳が身体地図から瞬時に判断するのです。

[図1] 指鼻試験

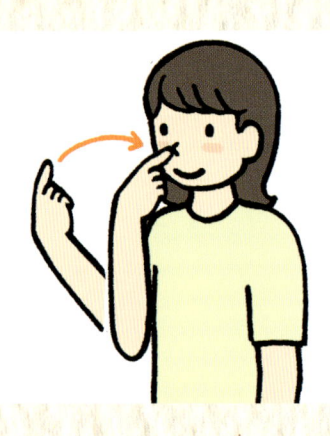

[図2] 指鼻指試験

Process ▶ 2 大脳の指令を筋肉に伝える小脳の機能をみる

曲げ伸ばしの動きと
タイミングでみる小脳の機能

　私たちの身体というのは、ある動作をしようと筋肉に力が入ると、それと拮抗する筋肉が緩みます。身体を動かすときには、この伸びる筋肉と縮む筋肉とのバランス、そして伸び縮みのタイミングがぴったり合うことが大切です。

　ここでもう一度、歩行という運動を考えてみましょう。例えば、右足が前に出るときには、膝が曲がり、地面に着地するときにスーッと真っすぐになります。ところが、もしも、膝に屈曲する筋肉しかなければ、右足が曲がったままで伸ばすことができません。すると、曲がったまま地面に着地することになり、普通に歩いているリズムやシルエットとは異なって見えることになるわけです。

　このように「ある筋肉が収縮すると同時に、それと拮抗する筋肉が緩む」という一連の動作をプログラミングし、複数の身体機能をコントロールしているのも小脳なのです。こうした小脳の「身体を動かすという大脳の指令を具体的な個々の動作にして筋肉に伝える機能」の働きをスクリーニングする方法の代表的なものが次の2つです。

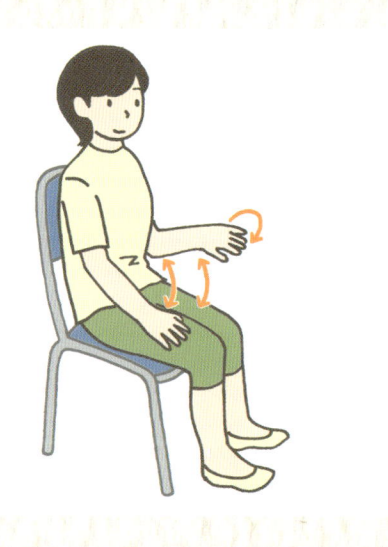

● 急速変換試験

　椅子などに座ってもらい、手の甲と手のひらで、患者さんの膝を交互に叩いてもらいます。これは前腕の回内と回外を瞬間的に切り替える運動ですが、小脳失調があるとうまくいきません。また、別の方法として親指とほかの指をできるだけ素早く順番に触れさせるというものもあります（図3）。

[図3] 急速変換試験

[図4] 踵膝試験

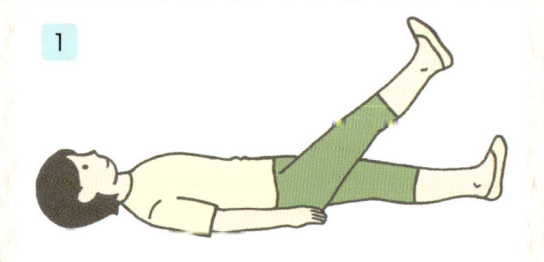

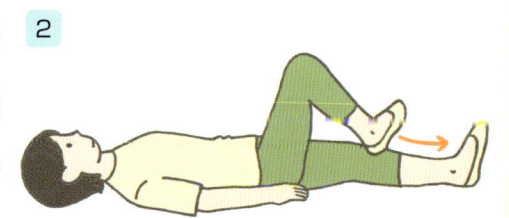

1

2

● 踵膝試験

仰臥位で片足の踵を高く上げ（図4-1）、その踵を反対側の膝の上にトンと乗せたら、脛の上を滑らせて、「気をつけ」の姿勢に戻ってもらいます（図4-2）。

小脳失調があると、この一連の動作がスムーズにできなくなります。また、身体の部位の位置もうまく把握できなくなるので、踵が膝を外れて大腿のほうに行ったりして、脛の上を滑ることができません（図4）。

いずれの小脳機能の評価も、必ず左右行います。なぜならば、身体各部の小脳の働きは同側の小脳半球でコントロールされているため、片側のチェックだけでは異常が見逃される恐れがあるからです。

Process 3 小脳の平衡機能をチェック

どこに問題があるのかそれが問題だ

平衡機能が正常に働くためには、身体がどのように動いているのか、動きの方向や角度などの微妙な動きをキャッチして、情報として小脳に伝えることが必要です。このどれかが欠けると、身体のバランスがうまくとれません。

簡単なスクリーニング方法

方法はとても簡単なので、まずは自分で試してみましょう。体験してみると、患者さんにやってもらうときにも、方法の説明がわかりやすくできます。

● ロンベルグ試験：つま先をそろえて立ってみてください（図5）。ふらついたりしないで、ごく普通に立っていられるでしょう。では、眼をつぶってみたらどうでしょう？

まず、目を開けていても立っていられなかったら、どのように情報が小脳まで届いても最終的に小脳がそれらを利用できない、すなわち小脳自体に問題があると考えられます。次に、眼を開けているときは立っていられるのに、眼を閉じたらフラフラしてしまうのであれば、下肢の関節位置覚を小脳に情報を伝える経路である脊髄後索に障害が起こっている可能性があります。つまり、身体のバランスをとるための情報を眼だけで得ていたということです。

眼だけではなく、内耳の三半規管や足首の関節で微妙な動きとその方向を感じ取り、それぞれで得たことが情報としてしっかり小脳に届いていれば、小脳から大脳に伝えられ、「身体がふらつかないよう

[図5] ロンベルグ試験

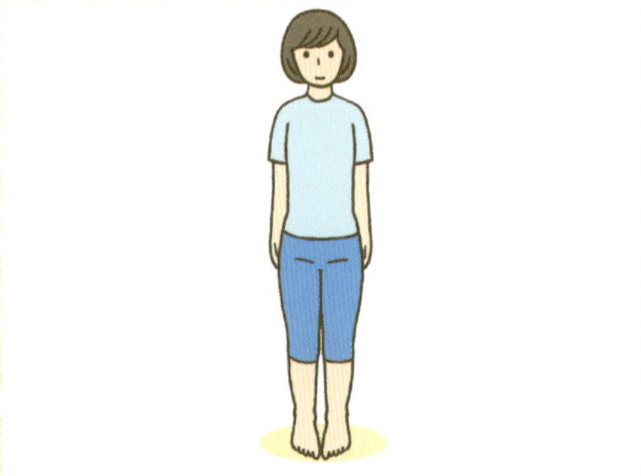

[図6] マン試験

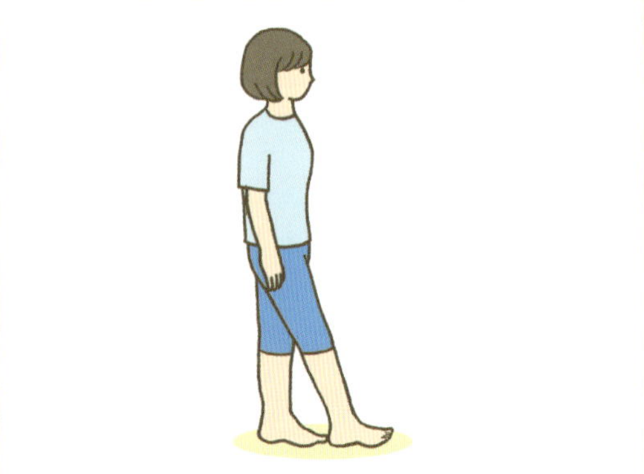

にバランスをとれ」と大脳から出された指令が小脳に届き、さらにこの指令に関係のある身体各部にも伝わるわけです。

●マン試験：両足を前後に縦に並べて立ってみましょう。片方の足を前に出し、そのかかとにもう一方の足のつま先をくっつける感じです。フラつかないでこの姿勢がとれるなら問題はありません。しかし、フラつくようなら平衡機能の障害が疑われます（図6）。

●片足立ち：片足で立って、10秒くらい立っていられれば問題ないですが、5秒ともたずにフラフラしてしまうようなら、やはり平衡機能の障害が疑われます。

Process ▶ 4　筋肉を弛緩・収縮する力のバランスと小脳機能

動作と筋肉をコントロールする小脳の機能

私たちはごはんを食べるときに、筋肉の動きを意識することはありません。でも、実際には、脳から出された指令によって、多くの筋肉が同時に動き、収縮や弛緩を繰り返しながら「ごはんを食べる」という一連の動作をしているのです。

これを細かく分解すると、「ごはんを食べよう」と思うのも、「はしを握れ」と命令するのも、脳の働きです。テーブルの上に置いてあるはしを握ろうとして、右手の肘の関節が伸びて、腕が前に動きます。このときに、腕を伸ばすという動きのために大脳は腕三頭筋には「収縮しろ」と命じ、同時に小脳から上腕二頭筋に「弛緩しろ」と命じているのです。

つまり、大脳から「動け」という指令が出て、その大脳からの情報を小脳が調整して、それらが上腕二頭筋と上腕三頭筋に同時に、しかもものすごい速さで伝わる。そして、こうした脳からの指令で骨格筋が動く際には、一方が収縮すると他方は弛緩するという、力のバランスを保つようにして身体が動くわけです。自分で意識していなくても、脳がこういう仕事をものすごいスピードでこなしている。だから、私たちは自由自在に動けるのです。小脳機能のスクリーニングをして問題がなければ、その患者さんの歩行障害は小脳以外の運動機能に起因していると考えられるでしょう。

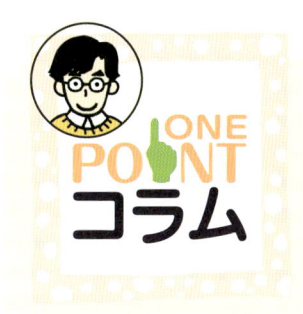

ONE POINT コラム　空を飛ぶために鳥の小脳は大きい!?

鳥は身体の割に小脳が大きいといわれています。なぜなら、空を飛ぶためには、常にバランスを保持することが必須だからです。風向きが変わった、どうしようかな、などとのんびりしていたら空から落ちてしまいますよね。

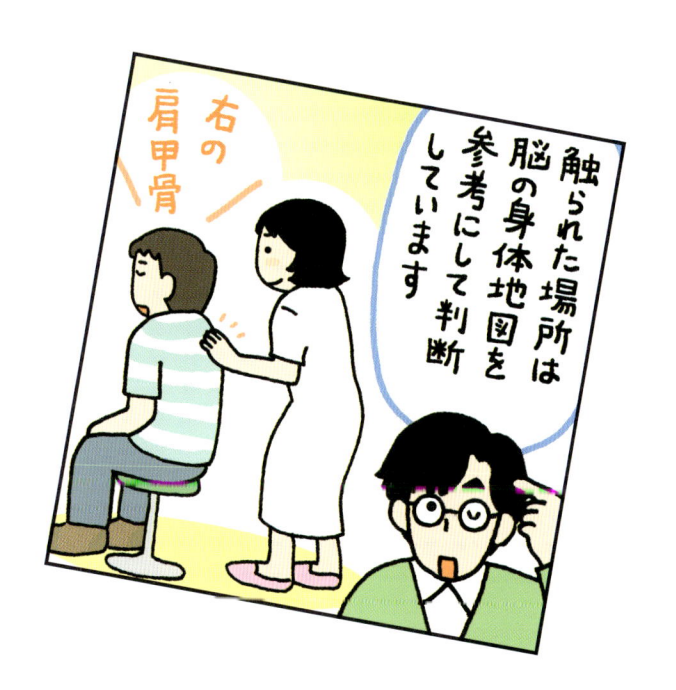

【STEP❷】 筋力をスクリーニングする

Process ▶ 1 筋力のスクリーニングとは何を見るのかを知る

日常生活に必要な動作と筋力

　日常動作がスムーズにできなくて、しかも小脳に問題がないとするならば、関節か骨格筋のどちらかに運動機能阻害の原因があると考えられます。なぜかというと、身体が動くということは、関節がきちんと曲がるかどうか、筋肉にしっかり力が入るかどうか、そして小脳が作動筋と拮抗筋の力のバランスをとっているかどうか。この3つが大きくかかわっているからです。

　そのような場合、次のような理由が考えられます。
- 筋肉に力が入らない
- 拮抗筋の力が抜けないのでつっぱってしまう
- 作動筋と拮抗筋の力の出し入れがうまく行かないので、動きがぎくしゃくしてしまう
- 関節が動かない

　筋肉がまったく動かない場合、その理由は大きく分けて2つあります。1つは、弛緩性麻痺といって、収縮しないでだらんと弛緩したままの状態。もう一つが、つっぱったまま動かない場合で、痙性麻痺といって、収縮すべき筋と弛緩すべき筋の両方ともに力が同じくらい入ることで、曲げることも伸ばすこともできない状態です。

　ところで筋肉には、骨格筋、心筋、平滑筋という3種類があります。骨格筋は自由に動かすことのできる随意筋。また、心筋は心臓を動かしている筋肉で、平滑筋は内臓や血管の壁を作っている筋肉のことです。心筋と平滑筋はいずれも自律神経でコントロールされ、自分の意思では勝手に動かすことができない不随意筋。運動機能のアセスメントでは、骨格筋を動かす機能の確認に焦点を絞っています。

　患者さんの身体の動きがスムーズにいかない場合、ＡＤＬ低下や要介助と断定する前に、動くという働きのどの部分に支障があるのかを理解することが大切です。

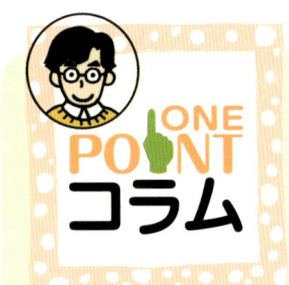

ONE POINT コラム

日常生活で骨格筋の運動機能を観察する

　上肢の運動機能を見るなら、着替えの時にボタンがちゃんと留められるかどうか、衣服の着脱ができているかどうか、はしを持ったり文字が書けるかどうか……といった生活動作を見るといいでしょう。

　下肢を使う動作は、仰臥位から座位へ、さらに立位へという体位変換ができるかどうか、ふらつかないで立っていられるか、歩行はスムーズか、階段の上り下りはできるかどうか……ということから観察できるでしょう。

Process ▶ 2 筋肉のスクリーニングと評価

筋力があるかと麻痺がないかを見極める

筋力を見極めるには、いくつかの方法があります。それぞれ、筋肉がやせ衰えていないかどうか、上肢や下肢の筋肉を使って、姿勢を保つことができるかどうか、麻痺がないかどうか、しっかりと握ることができるかどうかといった視点でスクリーニングするものです。

● 四肢の測定

筋肉は安静にしていると、つまり動かないでいると、1日に1％衰えるといわれています。青壮年でも1週間寝たきりだと、筋肉が衰えてしまうので、歩けなくなるともいわれています。あるいは足や腕をギプスなどで固定すると、健常な側と比べると明らかに細くなる。これも同様の理由です。

寝たきりの高齢患者さんのケアをする場合、廃用症候群予防のためにも体位変換はもちろん、手や足を動かすなどの筋肉保持の必要があります。また、経過観察の一つとして、四肢の太さを測定して記録しておくと、サイズの変化で筋力の変化を考察できるでしょう。

ポイントは毎回同じ位置で測定することです。上肢の場合は、肘頭先端から、下肢は膝蓋骨の上端または下端から、それぞれ何センチ離れた位置と決めておくといいでしょう。

上下肢のバレーテスト

姿勢を保てるかどうか、つまり軽い不全麻痺の有無を確認するのがバレーテストです。

● 上肢のバレーテスト

患者さんに両手を水平方向にまっすぐ伸ばして、

[図7] バレーテスト

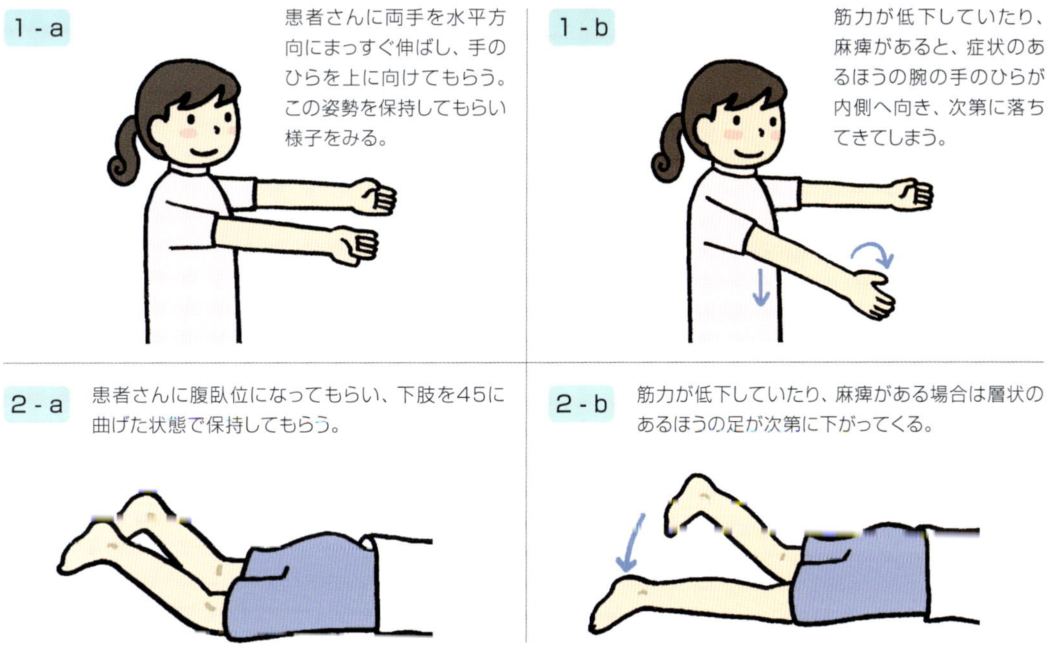

1-a 患者さんに両手を水平方向にまっすぐ伸ばし、手のひらを上に向けてもらう。この姿勢を保持してもらい様子をみる。

1-b 筋力が低下していたり、麻痺があると、症状のあるほうの腕の手のひらが内側へ向き、次第に落ちてきてしまう。

2-a 患者さんに腹臥位になってもらい、下肢を45に曲げた状態で保持してもらう。

2-b 筋力が低下していたり、麻痺がある場合は症状のあるほうの足が次第に下がってくる。

手のひらを上に向けてもらいます。そして、20秒くらいこの姿勢を保持できるかどうか、そして保持の様子をみます（図7-1a）。

腕が下がってこないか、手のひらを上に向けたままでいられるかどうか、観察してください。筋力低下や麻痺がある場合には、手のひらは内側を向き、腕が次第に落ちて来てしまいます（図7-1b）。

上肢のバレーテストは、腕を持ち上げる力があるかどうかを確認するために行います。ここでなぜ手のひらの向きに注目するかというと、筋力が弱くなっていると、手のひらを上向きのままに保てず、内側を向いてしまうからです。ですから、腕の力を見るだけでなく、手のひらを外側に回せる力があるかどうかも、このテストで同時に確認できるというわけです。

● 下肢のバレーテスト

患者さんに腹這いになってもらい、下肢を45度曲げた姿勢を約20秒保持してもらい、左右の変化を比較、観察します（図7-2a）。このときに、両足が接触しないように注意するのがポイント。

筋力低下や麻痺がある場合は、症状のある側の足が、次第に下がっていきます（下肢のバレー徴候、図7-2b）。

握力を測定する

患者さんに検者の指2本を握ってもらい、検者はその握られた指を引っ張って、患者さんの手から抜けるかどうかを確認します。通常の握力があれば、指は抜けません。左右の手を検査し、握力の左右差の有無を確認します。

脳血管障害では片麻痺をきたすことが多いのですが、麻痺の程度が強い場合に比べて軽い麻痺の場合はわかりにくいことがあります。しかし、そうした軽い麻痺でもこうしたスクリーニングをすることで、患者さんの運動機能低下から、体内でどういうことが起こっているのか考察することが可能です。

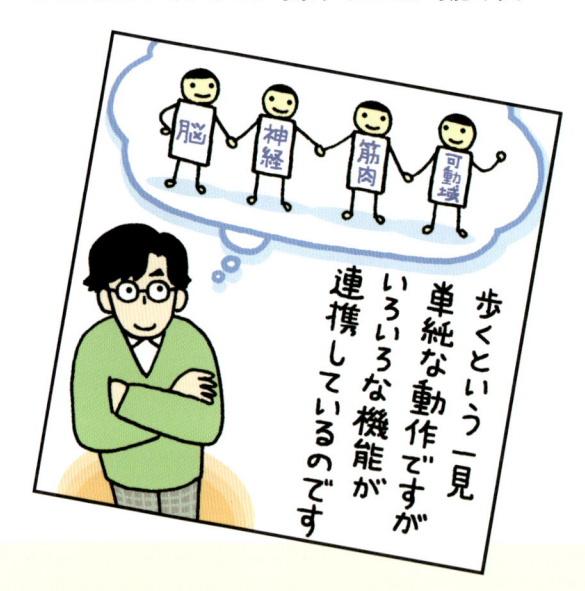

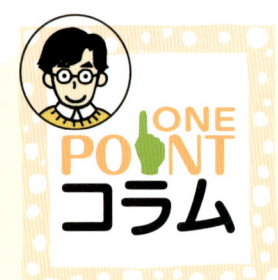

ONE POINT コラム

筋肉の種類と運動機能の相違

筋力は、筋の収縮の仕方の違いから大きく2つに分けられます。

● 等張性収縮をする筋肉

重いものを持ったり、立ったり座ったりするときに使用する筋肉。筋力を発揮する際に筋肉が収縮し、筋肉の長さが変わります。

● 等尺性収縮

ベッド上や車椅子に座ってしっかりと上半身を起こしているといった、主に身体を支える力がこれにあたります。筋肉を使用しているときでも長さは一定に保たれます。

いずれの筋力も、加齢に伴い低下します。まして安静が続いた場合には、筋力が低下し筋肉も衰えます。そのため廃用症候群が心配されます。

【STEP❸】 筋力の機能の程度をアセスメントして看護に活かす

Process ▶ 1 MMTを用いたアセスメント方法

筋力の程度を把握して生活援助に活かす

ここまでは、運動機能が保持されているかどうかをアセスメントする方法を解説してきました。しかし、運動機能が保持されていたとしても、どの程度保持されているのかで、患者さんのできることが変わります。また、看護師がそれを把握することで、入院生活や日常生活をどう過ごせば、少しでも患者さんが暮らしやすくなるのかを考えることができます。当たり前ですが、立ったり座ったり歩いたりするのも筋力がないとできません。このように何気ない日常生活でもある程度の筋力が必要なのです。

身体各部の筋力測定MMTを用いた評価

今現在、患者さんの筋力がどういう状態にあるのか。これを把握するのが筋力測定で、各々の筋に各々の評価がなされます。筋の収縮の仕方や測定部位によって、測定にはいくつかの方法があります。

全身の筋力を評価する際に、臨床で主に用いられるのが、「徒手筋力測定（MMT：manual muscle test）」（表3）です。

これは簡単に言ってしまうと力比べのようなものです。まずは、重力に打ち勝って手や足を動かすことができるかどうか、これが評価の第1のポイントで、これは重力と力比べをしていることになります。次に重力に勝てないようならば、重力を除いた状態にすることによって、その筋肉が担当している部位を動かすことができるかということをみます。また、重力に打ち勝って担当部位を動かすことができる場合は、徒手すなわち素手で、患者さんの関節運動に対して抵抗を加え、その反応を見て筋力を評価するというものです。

重力に打ち勝って動かすことができるならば3以上、できないならば2以下です。2以下の場合は重力を除けば全可動域が動くのならば2、かろうじて収縮がある程度ならば1、全く収縮が見られないならば0（ゼロ）と評価します。3以上の場合は強い抵抗を加えても、なお重力に打ち勝って完全に動くならば5、いくらか抵抗を加えても、なお重力に打ち勝って完全に動くならば4、重力には打ち勝っても抵抗を加えると動かせないならば3と評価します。

[表3] 筋力の分類に関する基準とその記録法（MMT）

機能段階	表示法	等級
筋収縮なし	Zero (O)	0
わずかに筋収縮あり	Trace (T)	1
重力をのぞけば全可動域動く	poor (P)	2
重力に打ち勝って完全に動く	Fair (F)	3
いくらか抵抗を加えても、なお重力に打ち勝って完全に動く	Good (G)	4
強い抵抗を加えても、なお重力に打ち勝って完全に動く	Normal (N)	5

Process ▶ 2 筋力の測定方法と評価をマスターしよう

各部の測定方法と評価のポイント

身体各部の筋力測定方法とMMT評価について解説しましょう。肘を曲げる／伸ばす際に使うのが、上腕二頭筋（屈曲）と上腕三頭筋（伸展）です。この筋力にかかわる肘の動きから順にみていきましょう。

● 肘関節（屈曲）

手のひらを上に向けた状態で、上腕を水平方向に突き出し（図8-a）、肘を曲げてもらいます。

[MMT 3 以上の場合]

正常であれば、手で肩をつかむように肘を曲げることができます（図8-b）。この動きが可能であれば、上腕二頭筋は重力に打ち勝って前腕を上げることができたということになり、MMT 3 と判断できるわけです。さらに、患者さんに力を入れて肘を曲げた状態を保つように伝えて、前腕を引っ張ってみます（図8-c）。この力比べに耐えられるなら、MMT 5。引っ張ると少し動くようなら、MMT 4。すぐに肘が伸びてしまうならMMT 3 と判定できます。

[MMT 3 未満の場合]

肘の屈曲ができない場合は、重力がかからない方向、すなわち手のひらを内側に向けた状態で肘を曲げて胸に寄せるようにしてもらいます（図8-d）。また、肘が曲げられそうでも腕が重くて上がらない場合には、机などに肘をついてもらい、上腕の重力を除きます。自分の上腕二頭筋の力で手を十分に引き寄せることができれば、MMT 2。かろうじて収縮がある程度なら、MMT 1。まったく動かせないならMMT 0 となります。

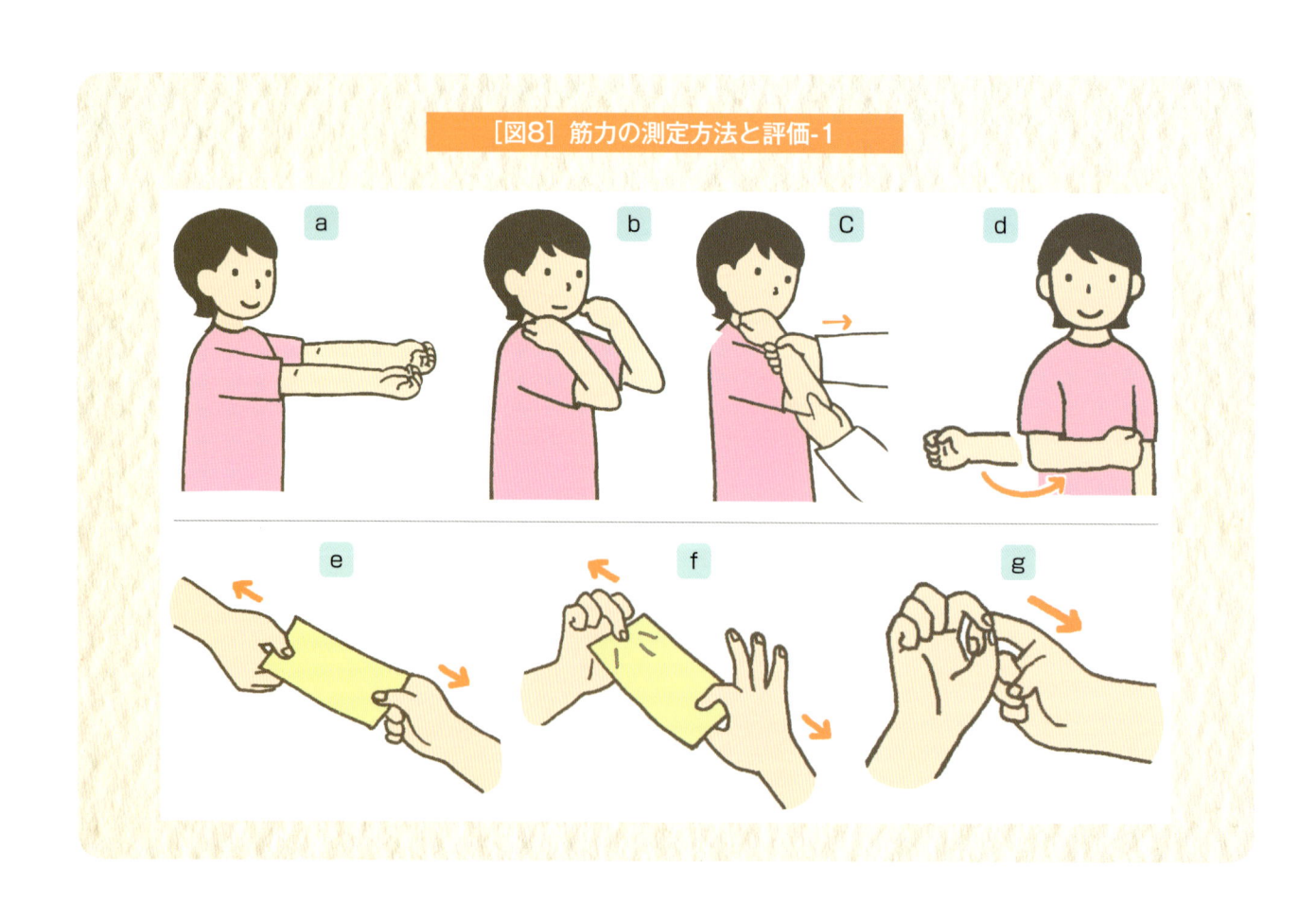

[図8] 筋力の測定方法と評価-1

● 肘関節（伸展）

肘を曲げたり、内側に回した状態から、重力に打ち勝って肘を伸ばすことができるかどうかをみます。MMT2以下の場合は、机などに前腕を置き、肘を伸ばすことができるかどうかを確かめてください。

● 母指と他の指

ボタンのついた衣類の着脱、ものをつまむ、こんな動作に欠かせないのが親指です。ものをつまむという何気ない運動は、母指が機能するからこそ成り立つのです。

このつまむというときの筋力をみる方法はMMT評価とは少し離れますが、母指とグー握りで紙をつまみ、引っ張り合いをします（図8-e）。母指と他の指で紙を挟んで引っ張ると、両方の指の筋力を見ることができます（図8-f）。また、母指と他の指で何かをつまむように輪を作ってもらい（図8-g）、この輪を引っ張る方法でも両方の筋力をアセスメントできます。

● 体幹（肩・胸）

［三角筋］

三角筋は、肩と上腕の境目にある筋肉です。腕全体を支え、肩を回したり、腕を動かしたりするときに使います。この筋力測定では、上腕を外転させて水平に上げ、検者が抵抗を加えても維持できるかどうかを見ます（図9-a）。腕が持ち上げられない場合は、仰臥位でこの動きが可能かどうか見てください。

［僧帽筋］

僧帽筋は首の後ろの下に広がるひし形の大きな筋肉。肩を引き上げたり、後ろに引く動作の際に使います。坐位か立位で肩を上げられるかどうか、さらに検者が抵抗を加えてもその動きが可能かどうかを見ます（図9-b）。肩が上げられなかった場合には、仰臥位でこの動きが可能かどうか確認しましょう。

［大胸筋］

大胸筋は前胸の筋肉で、肩を後ろから前に移動させるとき、腕を前に押し出すときに働きます。この筋力をみるには、腕を前に出し肩関節を水平屈曲させ、両手を合わせるようにしてもらいます。検者は両腕で広げるようにして抵抗力を加え、患者さんの両手がこれに打ち勝てるかどうかで判定します（図9-c）。

● 股（屈曲）

足がつかないところに腰をかけて股関節を屈曲してもらい、抵抗を加え、その筋力を見ます。

● 膝（屈曲・伸展）

足がつかないところに腰をかけて膝関節を屈曲または伸展してもらい、その動きと逆の方向に抵抗力を加え、打ち勝てるかどうか筋力を見ます。

［図9］筋力の測定方法と評価-2

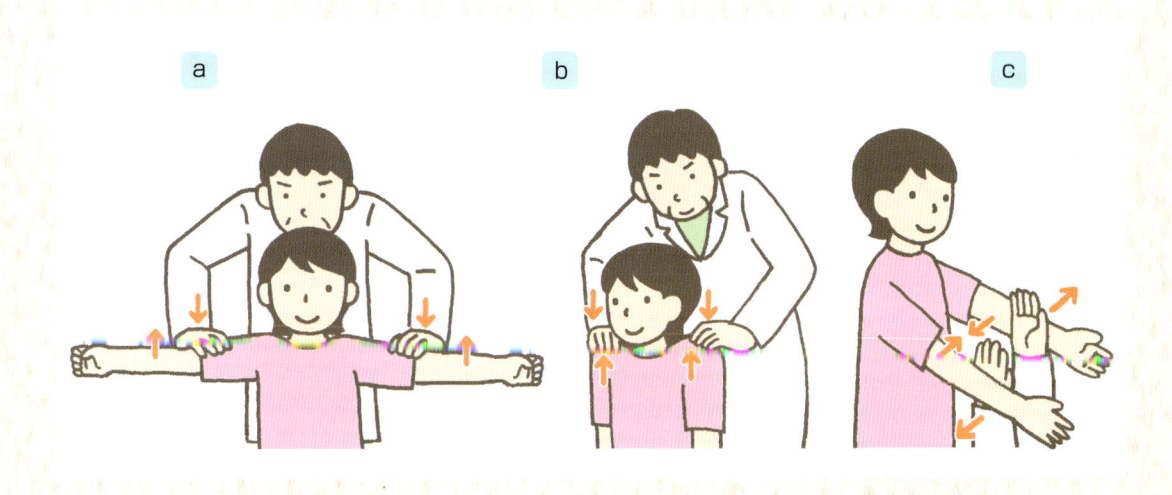

a　　b　　c

Process ▶ 3 MMTの結果を活用して看護を組み立てよう

重力に逆らわないナースコール

　MMTを看護に活かす一例を紹介しておきましょう。
　ある患者さんの親指の伸展がMMT1または2という情報が得られたら、「ボタンを上から押すこと（重力に逆らわない動き）はできるけれど、離すこと（重力に逆らう動き）はできない」ということが予測できます。
　すると、ナースコールを横向きに設置し、ボタンの向きを水平にすると、ボタンを押すのも離すのも重力とは無関係になるので、MMT1または2の患者さんでも必要なときに支障なく押ボタンを使うことができます。
　筋力を測定して評価するのは、患者さんの日常生活を援助する看護に役立てるためです。基本的な考え方や用語を理解して、十分に使いこなすようにしてください。

【STEP❹】 関節可動域を測定しADLの程度を見極める

Process ▶ 1 身体を動かす際の「関節の機能」を知っておこう

身体を支える骨格と関節の関係と種類

　私たちの身体を支え、内臓を保護している固い構造物といえば、ご存じのように骨格ですね。人間の身体はおよそ200個以上もの骨で支えられています。そしてこれらの骨は、必ず隣接する骨と連結しており、連結部分を関節と呼んでいます。
　この関節は大きく3つに分けられます。
1) 不動関節：文字通り全く動かない関節で、頭蓋骨のように骨同士がしっかり組み合わさっているものです。
2) 半関節：動きをほとんど伴わない関節で、胸骨柄や胸骨体の結合部などがこれにあたります。
3) 可動関節：身体の動きにかかわるのがこの可動関節で、回旋したり、屈曲や伸展などのさまざまな動きをして、身体各部の運動を可能にします。
　これら3つのうち、患者さんの運動機能をアセス

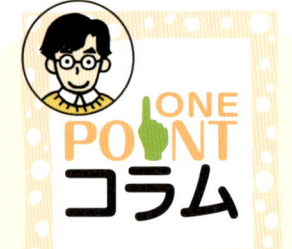

ONE POINT コラム　「腕がだいぶ上がるようになった」をMMTで表現する

　MMT評価は、統一された基準に沿って患者さんの筋力を表現できるので、患者さんの状態を伝えるデータとしても活用できます。特にPTやOTなどのリハビリスタッフと患者さんの運動機能について情報を共有する際に役立つでしょう。例えば、「腕がだいぶ上がるようになった」をMMTで表現すると「肘の屈曲のMMTが2から3になった」などとなります。

メントする際に対象となるのは、可動関節です。

身体を動かす機能と関節可動域の意味

　脳や神経の働きに問題がなくても、いくら筋力があっても、下肢の各関節が固まって動かなければ、歩けません。ですから、運動機能のアセスメントには、関節がきちんと動くかどうかを確認することが必要なのです。

　そして確認の際に着目するのが「関節可動域」。これは、それぞれの「身体各部が動く（動かせる）領域」のことを指しています。そしてこの関節可動域は、動かせる範囲を角度で表します。

　なお、ここで気をつけてほしいことは、「関節可動域」だからといって、各関節ごとに評価するものとは限らないということです。関節が関与する動きではありますが、様々な動きは一つの関節だけで成り立っていないものも多く、そのような場合はどこどこの関節に動き、と定めることが不可能であるからです。

Process 2　関節のアセスメントの仕方を理解する

関節の動きと可動域の見るべきポイント

　関節可動域の角度とは、患者さんに関節を曲げたり伸ばしたりしてもらったときの、基本軸から移動軸までの角度のことをいいます。

　基本的に患者さん自身で身体各部を動かしてもらいます。その際に理解しておきたいのは、測定時の動作の表現です。

- **屈曲**：関節を挟んだ部位同士を近づける
- **伸展**：関節を挟んだ部位同士を遠ざける
- **外転**：身体の中心から外へ離す
- **内転**：身体の中心に近づける
- **外旋**：身体の外方向に回転させる
- **内旋**：身体の内方向に回転させる

　ただし、患者さんに身体各部を動かしてもらう際には、専門用語を使わずに、患者さんに理解できるわかりやすい言葉を用いることも大事です。

測定の動きで注意すべきポイント

　また、測定の動きで誤解しやすいのが、股関節の外旋と内旋と足関節の屈曲・伸展です。股関節の場合は、大腿前面が内側に動くのが内旋で、外側に動くのが外旋なのです。また、足関節の場合はつま先

[図10] 関節の動き参考図（肩）

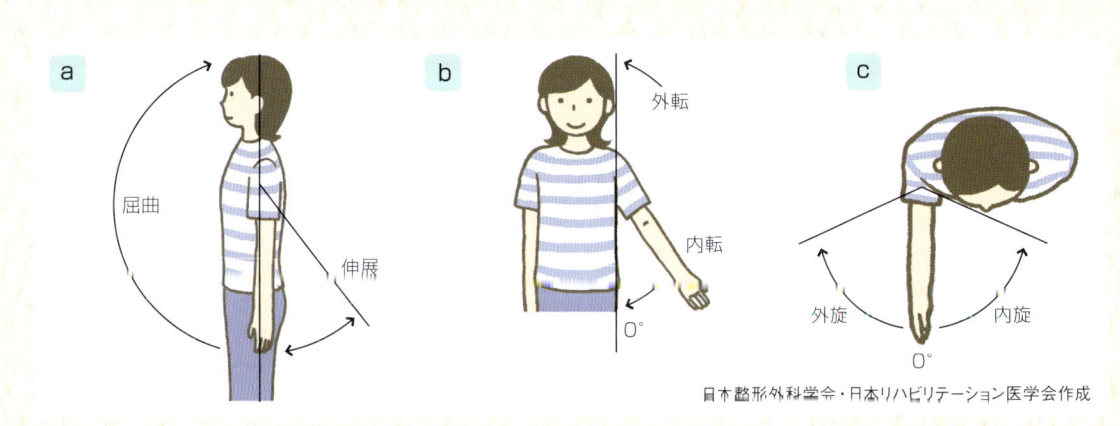

a　屈曲／伸展
b　外転／内転
c　外旋／内旋

日本整形外科学会・日本リハビリテーション医学会作成

Chapter 8 [運動機能]

91

を伸ばした状態が屈曲、つま先を足の甲側に引き寄せた状態が伸展となります。間違えないように注意しましょう。

　可動域すなわち動かせる範囲は、視診によっても大まかな角度はわかりますが、確実に測定するには角度計を用い、5度刻みで測定します。

　評価の指針として参考可動域角度が定められていますが、これはあくまでも参考値として考えましょう。動く範囲には個人差があるので、「ここまで動かないと異常だ」とか「この数値を越えてはいけない」ということはありません。

　可動域測定での見るべきポイントは「関節の基本的な動きができているか」あるいは「極端な左右差がないか」という点に注目してアセスメントするようにしましょう。

肩関節や股関節は動きを分解して測定する

　関節の動きには、指や肘のように、平面的に一方向にしか動かないものもあれば、肩関節や股関節のように前後、左右、上下方向に立体的に動く関節があります。

　このように三次元的な動きをする関節の可動域を測定する場合は、動きを分けて考えましょう。つまり、平面的に表現できる二次元的な動きに分解して測定します。例えば、屈曲・伸展ならば奥行きを無視して横から見る（図10-a）、外転・内転なら前後の奥行きを無視して前から見る（図10-b）、外旋・内旋なら高さを無視して上から見る（図10-c）ということです。

　こうすると、一つひとつの可動域は平面的に表されますが、例えば「屈曲が30度で、内転が45度」というように、2つの面の角度を組み合わせることで、腕や足の位置が立体的に表現できるというわけです。

Process ▶ 3　読み解いた情報を患者さんの生活に役立てる

マスターしておきたい読み解き方と伝え方

　関節可動域の表示と測定方法には、世界的な標準があります。日本語表記としては日本整形外科学会と日本リハビリテーション医学会が作成した「関節可動域表示並びに測定法」があります。図表はその一部です（表4）。この図表の読み方を説明しましょう。　部位名は股となっています。その他も関節の名称ではなく、肩甲帯とか肩、肘、前腕などとなっています。そうなっているのは、さまざまな動きは一つの関節だけでなく複数の関節の動きの組み合わせによって成り立っていないものも多いからです。そして、部位の可動域を知るために動かす方向が運動方向で、「このくらいの角度まで動くなら問題なし」と判断できるのが参考角度です。そして角度測定には2本の線が必要ですが、0度を示す基本軸とここまで動いたということを示す移動軸をそれぞれ身体のどの位置にするかを定めたのが、基本軸と移動軸の項目です。さらに測定肢位や注意点、具体的な参考図まで掲載されています。

日常生活の動作を
支援するためにわかりやすい表現と配慮を

　関節可動域は、例えば「屈曲180度」というように角度で表示します。しかし、角度で表示されると、いったいそれが患者さんの身体動作のどういう状態を物語っているのか、わかりにくいでしょう。看護師がわからなければ、患者さん本人やその家族はもっとわからないはずです。患者さんにとって、看護師は医師やその他専門職などの言葉をわかりやすく伝える通訳であり、そこから患者さんの日常生活を支援する方法を考案する発明家でもあるわけです。

　例えば、受け持ち患者さんの肩の屈曲が45度までに制限されていると仮定してみましょう。

　これは腕を身体の脇から前に向かって屈曲させる（上げる）動作において、「身体の脇から45度の角度のあたりまでなら腕を前に上げられます」という

意味なのです。

　そうすると、患者さんが熱いタオルで自分の顔を拭きたいとか歯磨きをしたいと思っても、腕が十分に前に上がらないのでできません。そこで清潔ケアの介助という看護が必要になってきますし、在宅の場合には患者さんが日常的に使用する物品を低い位置に置くなどの配慮が求められます。

　もし、肩の伸展が0度ならば、腕を体の後ろに動かせないということですから、たとえ下肢に問題がなくて歩いてトイレに行かれるとしても、ズボンやパンツの上げ下げや、排泄後の始末ができません。

　つまり、関節可動域のアセスメントというのは、患者さんの状態をより正確に把握するための手段であるといえるでしょう。そして、その目的は日常生活に支障がないようにどう援助したらいいかを考えて実施したり患者さんや家族にわかりやすく伝えたりすることです。

[表4] 関節稼働域表示並びに測定法

部位名	股 hip					
運動方向	屈曲 flexion	伸展 extension	外転 abduction	内転 adduction	外旋 external rotation	内旋 internal rotation
参考可動域角度	125	15	45	20	45	45
基本軸	体幹と平行な線		両側の上前腸骨棘を結ぶ線への垂直線		膝蓋骨より下ろした垂直線	
移動軸	大腿骨（大転子と大腿骨外顆の中心を結ぶ線）		大腿中央線（上前腸骨棘より膝蓋骨中心を結ぶ線）		下腿中央線（膝蓋骨中心より足関節内外果中央を結ぶ線）	
測定肢位および注意点	骨盤と脊柱は十分に固定する。屈曲は背臥位、膝屈曲位で行う。伸展は腹臥位、膝伸展位で行う。		背臥位で骨盤を固定する。下肢は外旋しないようにする。内転の場合は、反対側の下肢を屈曲挙上してその下を通して内転させる。		背臥位で、股関節と膝関節を90度屈曲位にして行う。骨盤の代償を少なくする。	

日本整形外科学会・日本リハビリテーション医学会作成

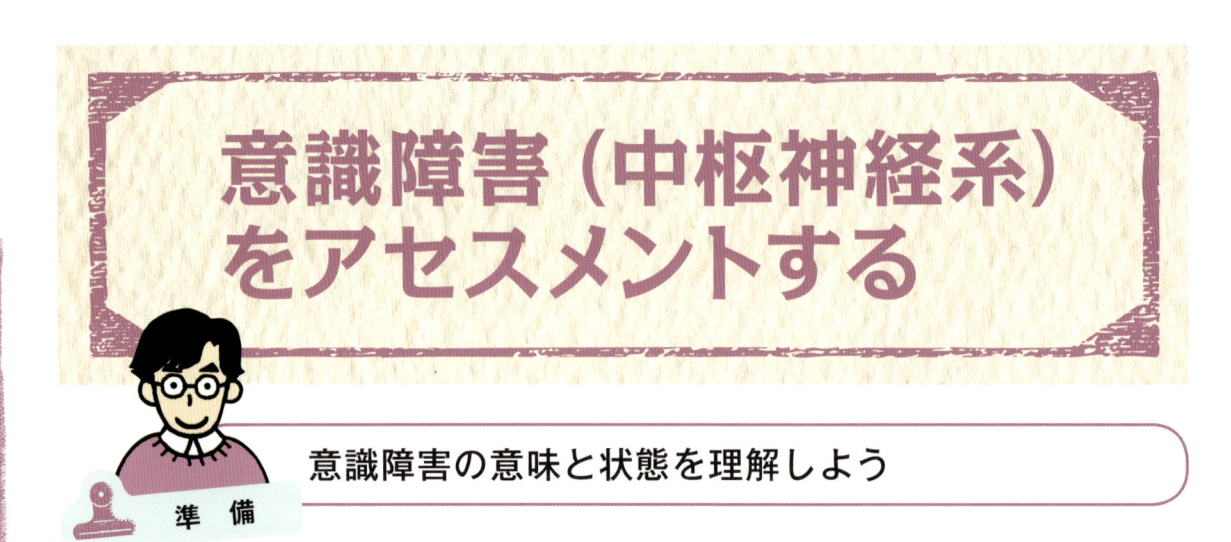

意識障害（中枢神経系）をアセスメントする

準備　意識障害の意味と状態を理解しよう

01 「清明でない」状態は、すべてが意識障害

　意識障害が起こった場合は、緊急度が高く救命を必要とする場合が少なくありません。迅速な対応で、適切なケアにつなげるためにも、患者さんに何が起こっているのかを速やかに判断する必要があります。

　では、そもそも意識障害とは、どのような状態を意味しているのでしょうか？

　意識とは、覚醒していて、自分と外界との区別がつき、さまざまな刺激に対して的確に反応することができる状態です。言い換えると、外界もしくは自分自身の体内に生じた刺激に対して反応できない状態が「意識障害」であるといえます。

　もっと簡単に言ってしまうと、実は意識障害というのは、「清明でない」状態すべてを指しています。そして、意識障害の程度を色に例えると、「白ではない」とは意識清明に近い薄いグレーから、深昏睡などの黒まで、実にさまざまな濃さがあるのです。

　しかも、清明でない状態のグレーゾーンは濃淡の幅が広いだけでなく、その濃淡自体も時間によって変化する場合があります。例えば、最初は薄いグレーだったのが、程度が悪化して黒に近づいていく……。あるいは、かなり暗い灰色だったけれど、薄いグレーになっていく……。このようにいろいろなケースが考えられます。

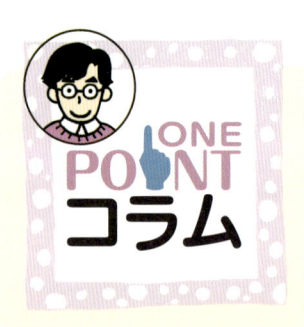

ONE POINTコラム　私が体験した意識障害!?

　それほど深刻な状態でないレベルなら、意識障害は誰もが経験しているのです。学生時代の私は、午後の講義中はいつもだいたい意識障害でした。

＊外界からの刺激すなわち講義に対して次第に反応できなくなる→**清明ではない状態**

＊どんなに目を開けていようと思っても、まぶたが閉じてしまう→**開眼しない**

＊隣の席の友人に「おい、起きろ！」と体を揺すられて目覚めるが、「あれ、ここはどこ？」と自分がどこにいるのかわからなくなる→**見当識障害**

　どうですか、こういう意識障害は、みなさんにもきっと経験があるでしょう。つまり、目が覚めていない状態は意識障害と考えられるのです。

[表1] 意識障害の程度をアセスメントする手順

意識障害のある患者さんを発見
↓
呼吸をみる
↓
瞳孔の大きさをみる
↓
人形の目現象を確認する

02 意識障害の原因と緊急度の関係を知る

緊急判断を含め、意識障害に対応するためには、次の2つの視点が必要です。
- 今、患者さんはどのような意識状態なのか？
- それが、どのような経過をたどっているのか？

この2つの視点をもってアセスメントしましょう。

患者さんの意識障害の状態を把握したら、次に眼を向けなくてはならないのが、「意識障害の原因」です。

意識障害の原因は次の3つに大別されます（表2）。

意識障害は命に直結している場合があります。したがって、状態把握の際に緊急性の救命判断が求められます。

脳幹が冒されている場合には、緊急の度合いが増します。なぜなら、呼吸や心拍などのいわゆるバイタルサインを制御している中枢神経は、脳幹に存在しているからです。脳幹に起因する意識障害の場合、かなり重篤と考えられます。そこで、命にかかわる緊急度を精査する方法の一つとして知られているのが、自発呼吸パターンの確認です。また、もう一つの方法として、眼を見てアセスメントする方法があります。

【STEP❶】 意識状態をスケールを使って評価する

Process▶1 スケールの必要性を理解しよう

ツールとして使われる2種類のスケール

意識障害に対処するためには、今現在の状態や経過を把握することと、障害の程度や原因、障害されている部位の確認が不可欠です。

こうした評価のためのツールとして使うのが、コーマ・スケールです。世界には20あまりのコーマ・スケールがあるのですが、日本で主として用いられているのは「ジャパン・コーマ・スケール（JCS）」と「グラスゴー・コーマ・スケール（GCS）」の2種類です。

この2つのスケールは、両方マスターしておきましょう。難しいことではありません。というのも、表3・4をよく見ればわかるように、この2つは観察のポイント（着眼点）が同じです。違うのは、そ

[表2] 障害されている部位と原因

障害されている部位	考えられる主な原因
両側大脳半球が機能的または器質的に障害されている（片側半球でも出血や広範な障害なら意識障害となる）	脳血管障害、脳腫瘍、脳外傷　など
代謝異常、中毒、電解質異常などにより広範囲に機能障害が生じ、両側大脳半球と脳幹の両方が障害されている	糖尿病（高血糖・低血糖）、薬物中毒、急性アルコール中毒、脱水症　など
脳幹（中脳と橋）の機能的または器質的障害がある場合	脳血管障害、脳腫瘍、脳外傷　など

の仕分け方です。

つまり、意識状態を把握する際に、患者さんの何を、どう見ればいいのか、この基本を理解していれば、関西弁で表現するのか関東弁で記述するのかという違いでしかないのです。大事なのは、なぜスケールを使うのか、という理由です。

スケールを使う理由

意識障害のある患者さんには、主治医や看護師をはじめ多くのスタッフがかかわります。かかわる者たちがそれぞれバラバラな視点で患者さんを見てしまったら、それは正確な経過観察にはなりません。

しかも、看護師は交替勤務ですから、観察した内容を「使える情報」として伝えなくてはなりません。だからこそ、変化していく患者さんの状態を見るには、視点をそろえ、簡単に、そして的確に患者さんの状態を情報として共有できるツールが必要なのです。

Process 2 ジャパン・コーマ・スケールを理解する

JCS評価の手順と注意点

3-3-9度方式とも呼ばれるJCSは、覚醒の程度によってカテゴリーを三段階に分けています。それぞれをさらに3つの区分に分け、合計9つの段階に分けて評価します。数値が大きくなるほど意識障害が重いことを示しています。

①患者さんの眼が開いていれば1桁（Ⅰ）、眼を閉じているけれども刺激を与えれば開くなら2桁（Ⅱ）、刺激しても開眼しなければ3桁（Ⅲ）というふうに分けます。

②覚醒の程度で分けたら、次はそれぞれのカテゴリーでさらに3つに分けます。

例えば、Ⅰで眼を開いていてもボーッとしているようなら1、自分がどこにいるのかわからないようなら2、名前や生年月日など最もなじみ深い自分のデータを答えられないなら3と評価します。

また、Ⅱの場合、普通の呼びかけで開眼すれば10、大きめの声あるいは体を揺さぶると開眼するなら20、爪の付け根を圧迫するなどの痛み刺激を与えるとようやく開眼するなら30という具合です。

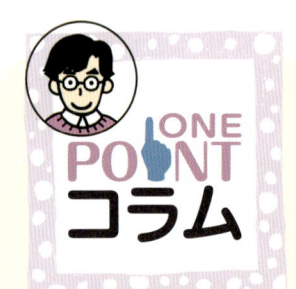

ONE POINT コラム

痛み刺激は部位を変えて確認しよう！

いずれのコーマ・スケールでも、痛み刺激に対する反応を見る項目があります。

まず、爪の付け根を強く押してみましょう。無反応だからといって、そこで評価は確定できません。なぜなら、中枢神経ではなくてその部位の末梢神経の障害によって、痛みが中枢に届いていない可能性もあるからです。

爪で反応がなければ、眼窩の上縁や胸骨を圧迫するなど、末梢から少しずつ体幹へと部位を変えて、別の痛みに対する反応を確認してから最終評価をしましょう。

また、患者さんへの尊厳を守る意味からも、いきなり衣服を開いて胸骨を刺激するのではなく、外に出ている部分での刺激から反応を見るようにしましょう。些細なようですが、どんな状況でも、患者さんの尊厳には配慮したいものです。

各種の刺激に対しても開眼しなければ3桁となりますが、痛み刺激を払いのけるような反応があれば100、とりあえず何らかの動きがあれば200、全く何の反応もなければ300と評価します。

また、これらの状態に不穏が伴っていればrestlessのR、尿失禁があるならincontinenceのI を、自発性喪失があればakinetic mutismのaを付記します。

このように、JCSは、構造化されているので、その桁数と数字を見ただけで重症度がわかることと、評価点数が一つの状態に対応している点が、情報として伝えやすく理解しやすいといえるでしょう。

Process 3 グラスゴー・コーマ・スケールを理解する

GCS評価の手順と注意点

GCSは、数字が小さいほど重症であることを示しています。

開眼（E）「眼を開けているのか／開けるか」、言語反応（V）「言葉での反応があるかどうか」、運動反応（M）「動きがあるかどうか」という3項目に

[表3] ジャパン・コーマ・スケール（Japan Coma Scale：JCS）

I. 覚醒している（1桁の点数で表現）
0	意識清明
I-1	見当識は保たれているが意識清明ではない
I-2	見当識障害がある
I-3	自分の名前・生年月日が言えない

II. 刺激に応じて一時的に覚醒する（2桁の点数で表現）
II-10	普通の呼びかけで開眼する
II-20	大声で呼びかけたり、強く揺するなどで開眼する
II-30	痛み刺激を加えつつ、呼びかけを続けると辛うじて開眼する

III. 刺激しても覚醒しない（3桁の点数で表現）
III-100	痛みに対して払いのけるなどの動作をする
III-200	痛み刺激で手足を動かしたり、顔をしかめたりする
III-300	痛み刺激に対し全く反応しない

R（不穏）・I（糞便失禁）・A（自発性喪失）がある場合、JCS III-200-I などと表す。

[表4] グラスゴー・コーマ・スケール（Glasgow Come Scale：GCS）

開眼（Eye Opening）「E」
4点	自発的に、またはふつうの呼びかけで開眼
3点	強く呼びかけると開眼
2点	痛み刺激で開眼
1点	痛み刺激でも開眼しない

言語反応（Verbal Response）「V」
5点	見当識が保たれている
4点	会話は成立するが見当識が混乱
3点	発語はみられるが会話は成立しない
2点	意味のない発声
1点	発語みられず

＊挿管などで発声が出来ない場合は「T」と表記。扱いは1点と同等である。

（最良）運動反応（Best Motor Response）「M」
6点	命令に従って四肢を動かす
5点	痛み刺激に対して手で払いのける
4点	指への痛み刺激に対して四肢を引っ込める
3点	痛み刺激に対して緩徐な屈曲運動（除皮質姿勢）
2点	痛み刺激に対して緩徐な伸展運動（除脳姿勢）
1点	運動みられず

分け、それぞれのカテゴリーを6点から1点までの範囲で点数化し、各反応の合計点で評価します。

深昏睡なら3点、正常であれば15点、8点以下であれば重症と考えるというのが合計点数評価の方法です。ただし、合計点数だけでは、例えば同じ9点でも、開眼（E）：2 ＋ 言語反応（V）：3 ＋ 運動反応（M）：4かもしれないし、開眼（E）：1 ＋ 言語反応（V）：3 ＋ 運動反応（M）：5かもしれません。つまり、合計点数だけではその内訳、すなわち各カテゴリーの患者さんの状態はわかりません。

そのため、看護記録に記述する際や情報として伝える際には、必ず「開眼（E）：3、言語反応（V）：3、運動反応（M）：5」のように、それぞれの項目の点数を添えておくと、患者さんの状態をよりわかりやすく伝えられますし、経過観察で変化をとらえる手がかりとして役立つでしょう。

【STEP❷】 呼吸パターンで脳幹障害を確認しよう

Process ▶ 1　自発呼吸と脳幹障害の関係を知っておく

自発呼吸は横隔神経によって行われている

なぜ、自発呼吸を観察することが、脳幹障害の確認に結びつくのでしょうか？　実は、呼吸のリズムは脳幹で作られ、横隔神経などによって筋肉にその

[図1] 呼吸パターン

	呼吸パターン	特　徴	障害されている部位
1	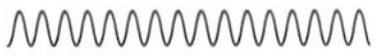 正常の呼吸パターン		
2	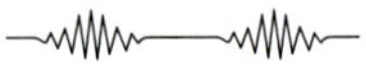 チェーン・ストークス呼吸	呼吸期と無呼吸期を交互に繰り返す。小さく緩徐な呼吸から次第に呼吸数が増すとともに、一回換気量も増え深い呼吸になる。次に呼吸数と一回換気量が減少し、無呼吸になる。	間脳の障害
3	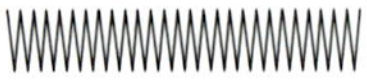 中枢神経性呼吸	持続する規則的な速くて深い過呼吸。	中脳の障害
4	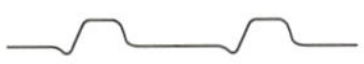 無呼吸性呼吸（持続性吸気）	吸気の状態でしばらく停止し呼気になってしばらく停止する。	橋の障害
5	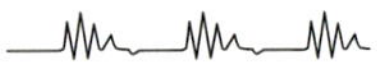 群発呼吸（ビオー呼吸）	吸気の深さは変わらず、呼吸期と無呼吸期が周期に関係なく現れる。	橋の障害
6	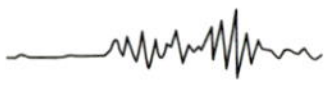 失調性呼吸、呼吸停止	一回換気量、呼吸回数が不規則。	延髄の障害

（3〜6：脳幹の障害）

指令が伝えられ、呼吸運動が行われているからです。つまり、呼吸は脳幹の働きなしには不可能なのです。

脳幹に何らかのトラブルが起こると、その障害部位に応じて、呼吸運動ができなかったり、呼吸ができたとしてもリズムが乱れたりします。ですから、呼吸パターンを見ることで、脳幹障害の有無、そして障害が起こっている部位がアセスメントできるというわけです。呼吸パターンは図1のとおりです。

脳幹障害の部位と呼吸パターン

脳幹は間脳と脊髄の間に位置し、中脳、橋、延髄で構成されています。間脳あたりで障害があると、過呼吸と無呼吸を交互に繰り返すチェーン・ストークス呼吸（図1の呼吸パターン2）となり、障害部位が中脳レベルとなると立て続けに休みなく呼吸したあと、全く休みがなくなるパターン（図1の呼吸パターン3）となります。

障害の部位が、呼吸の「最後の砦」といわれる延髄に近づくほど、呼吸のパターンは不規則で困難なものになります。例えば図1の呼吸パターン4のように「ハー」と強迫的に息を吸い続けるパターンや、図1の呼吸パターン5のように不規則に呼吸の大きさや呼吸数が変調する群発呼吸のように延髄に障害が生じ、呼吸のリズムが作れなくなると、それは呼吸停止の危機に瀕していることを示しています。

【STEP❸】 脳幹の状態を目からアセスメントする

Process ▶ 1　なぜ目を通して脳幹を見るのか理解しておこう

目で見る脳幹反応と生命危機の緊急判断

最初に、なぜ、目を通して脳幹を見るのか、これを説明しておきましょう。

脳幹の様子を見ようとしても、頭蓋骨に覆われた頭の中を簡単にのぞくわけにはいきません。そこで、体の外側に開かれている目を通して、脳と連動した反応を見るわけです。

日本で「脳死」と認知されているものは、脳幹を含めた脳の機能が不可逆的に変化した状態です。脳死には大脳と小脳、脳幹が全て障害を受けて機能しなくなった状態と大脳の機能は失われているが脳幹の機能は保たれている状態があります。

ご存じのように大脳の働きが失われて、脳幹が生きている状態は「植物状態」とも呼ばれることがあります。脳幹や小脳は機能が残っているため、自発呼吸ができることが多く、まれに回復することもあります。しかし、脳幹の機能が失われると、呼吸をはじめとした命の営みができなくなるため、生きていくことができません。

呼吸パターンに加えて、脳幹反応を「目で見る」こともしっかりとマスターしておきましょう。

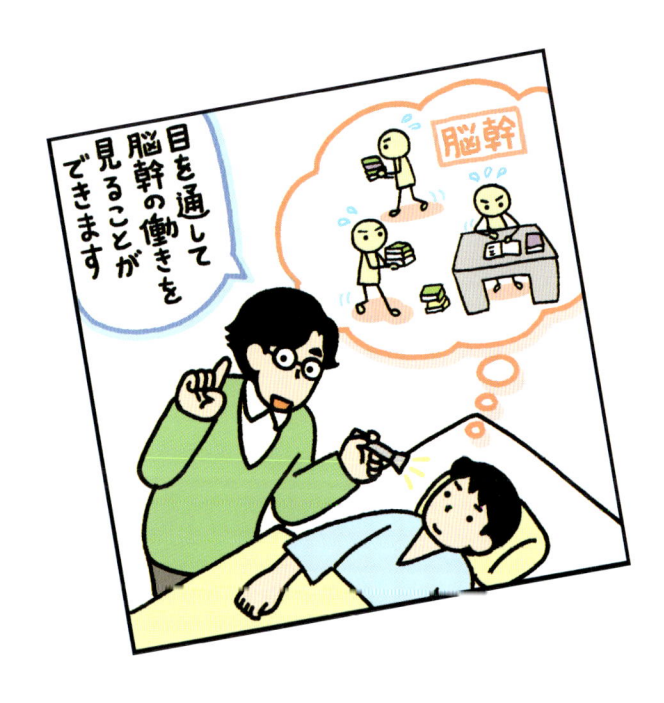

Chapter 9 [意識障害]

「目を見る」と「目を通して見る」の違い

呼吸パターンの確認と並んで、意識障害の原因が脳幹にあるかどうかを確認する方法が「目を通して脳幹をアセスメントする」というものです。

目の機能を見る。目を通して見る。この違いが大事です。物が見えるか見えないかという、感覚器としての機能をアセスメントする場合は、目（眼）を見なくてはなりません。

一方、意識障害の程度や原因となる障害部位を確認するために「目を通して見る」というのは、光を当てたときの「瞳孔の反応」を通して脳幹の状態を考察するものです。これが対光反射です。

そしてもう一つ、「眼球の動き」に着眼して、脳幹の反応を見るのが「人形の目現象」です。

Process 2 瞳孔の状態から意識障害の程度と原因を探る

対光反射を確認すると脳幹を評価できるわけ

目に光を当てたときに、瞳孔がキュッと締まるかどうかを確認するのが、対光反射です。

瞳孔は虹彩の中央にある丸い小窓です。網膜に達する光は全てここを通るのですが、いわばカメラの絞りと同じ働きをしています。つまり、明るい所では小さくなり、暗い所では大きくなって、眼球の内部に入る光が適量になるように調節しているわけです。なぜかというと、過度の光にさらされるとまぶしくてよく見えないうえ、網膜にダメージを受ける場合もあるからです。逆に、暗くなったら瞳孔を広げ、網膜に届く光の量を増やさないとよく見えません。

こんなふうに外から光が入って来ると、瞳孔を大

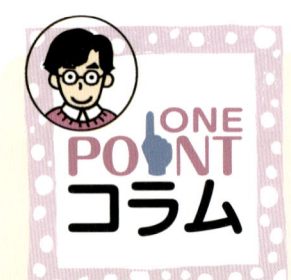

ONE POINT コラム

姿勢から読み取る緊急性の高い意識障害

意識障害を起こしている患者さんは、安定しているように見えても、突然状態が急変し、生命の危機に陥る恐れがあります。脳疾患、とりわけ大脳疾患の場合、その疾患の病巣（出血、炎症、腫瘍など）が周囲の脳の腫脹を引き起こし、脳ヘルニアとなり、脳幹の中枢を損傷する事態となります。こういう緊急事態では、直ちに医師に連絡し、脳圧を下げる処置が必要になります。また、こんなときは、筋トーヌスが亢進するため、患者さんが特徴的な肢位（姿勢）を示すので、そこからも危険信号が読み取れます。

[図2] 除皮質硬直
- 上肢は屈曲内転位となる
- 膝を伸展する
- 股関節は内転し内方向に旋回する
- 足関節を伸展する

[図3] 除脳硬直
- 膝を伸展する
- 上肢は硬く回内伸展する
- 足関節を伸展する

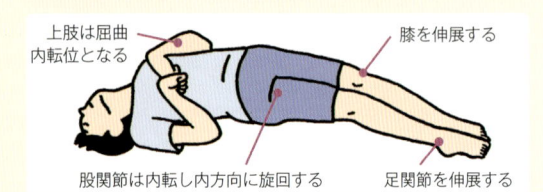

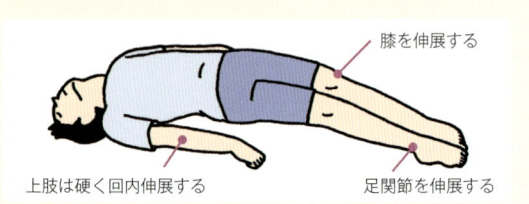

きくしたり小さくしたりして、網膜に届く光の量を調整しようとするわけですが、これは自分の意志とはかかわりなく起こります。この調整には自律神経もかかわっています。自律神経の働きは脳の指令によるものなので、瞳孔の対光反射をみれば脳が機能しているかどうかを確認できるわけです。

対光反射の手順と評価

意識が清明でない患者さんのまぶたを指で開けて、視野の外側からペンライトなどで光を当てます。正常ならば、すぐに瞳孔が縮瞳します。

目に入る光の強さが急に増すと、瞳孔は縮瞳しますが、左右の目のどちらか片方だけ光刺激を与えても両方の目が縮瞳します。つまり対光反射は、光を当てた側だけでなく反対側にも起こるわけです。光を当てた側の目の反応を「直接対光反射」、その反対側の目の反応を「間接対光反射」といいます（図4）。

脳幹が正常な場合、縮瞳の程度は左右、あるいは間接／直接で差はありません。しかし、脳幹に障害があれば、左右とも反応しなくなります。また、対光反射に明らかな左右差がある場合は、脳幹ではなく脳の末梢などに（主に動眼神経に）何か問題があると考えられます。

瞳孔の大きさと左右差からわかること

対光反射の際には瞳孔の大きさや左右差も必ず確認しましょう。瞳孔の大きさは通常の場合2〜8mm程度で、明らか左右差はありません。肉眼で左右差が確認できるのは、明らかに「異常」といえます。

その異常の原因については、左右差にその他の状態を加味してアセスメントするとよいでしょう。

1）**瞳孔の大きさに左右差があり、対光反射が減弱もしくは消失している場合**：散大している側の動眼神経の圧迫が考えられ、脳ヘルニアの可能性があります。浮腫や出血などが起こると、その部分が脳を圧迫して押し出そうとするのですが、脳は基本的に硬い頭蓋骨にガードされているため、はみ出る所がなく、脳自体に圧力がかかり頭蓋内圧亢進となります。こうして脳が圧迫されると、脳と頭蓋骨の間で動眼神経が圧迫され、動眼神経麻痺が生じます。とにかく、脳幹のトラブルは生命の危機に直結するので、外科的処置などの緊急対応が不可欠です。

[図4] 対光反射

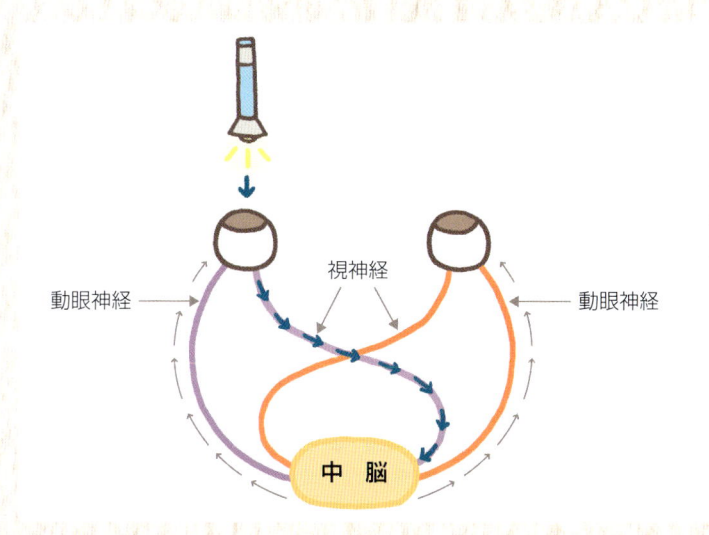

左図のように左眼に光を当てた場合、光が「当たっている」という情報が視神経を通って中脳へ届きます。中脳は、動眼神経を通して「瞳孔を縮める」という命令を両眼に伝えます。したがって、どちらかの眼だけ瞳孔が縮瞳しない場合は、動眼神経に障害があると考えられます。

2）瞳孔の大きさは5～6mmで対光反射がないけれど、毛様体脊髄反射（頸、胸部、上肢をつねると瞳孔が1～2mm散瞳する）がある：中脳の障害が想定されます。

3）瞳孔が両側とも針先大に縮瞳：反射をコントロールする中枢のトラブルで、考えられる可能性は2つ。第1に、橋の障害の場合は、致命的です。第2はモルヒネなど、オピオイド類の中毒やサリンなどの有機リン酸中毒で、瞳孔が元の大きさに戻るまでアトロピンを投与するという対応を行います。

4）瞳孔が左右ともに散大：アトロピン、スコポラミン、アンフェタミン中毒が考えられます。この場合、瞳孔径の左右差はありません。

5）瞳孔が散大し、対光反射も消失：脳幹の機能が失われていることを表しています。

Process 3 眼球の動き方から意識障害の程度と原因を探る

「人形の目現象」で脳幹反応を見る

目で脳幹を見るもう一つの方法として、何の道具も使わずに、その場で簡単にできる方法があるので、紹介しておきましょう。その方法とは「人形の目現象」の確認です。手順は次の通りです。

1）意識障害のある患者さんを仰向けにして、両手で患者さんの頭の両脇を支え、指で患者さんのまぶたを開けて眼球の位置を確認します。
2）眼球の位置を確認しながら、そのままの姿勢で、患者さんの頭を左右どちらかに素早く回します。
3）頭を回したときに少し遅れて眼球も動くならば「人形の目現象」があり、頭がどちらに動こうとも眼球の位置が固定されたままならば「人形の目現象」はなしと判断できます。

頭を回しながら眼球を見ることで、一体何がわかるのでしょうか？ 実は、急に顔を横に向けると、眼球はその動きとは逆方向に向いています。正確にいうと、眼球がわざわざ反対を向いているのではあ

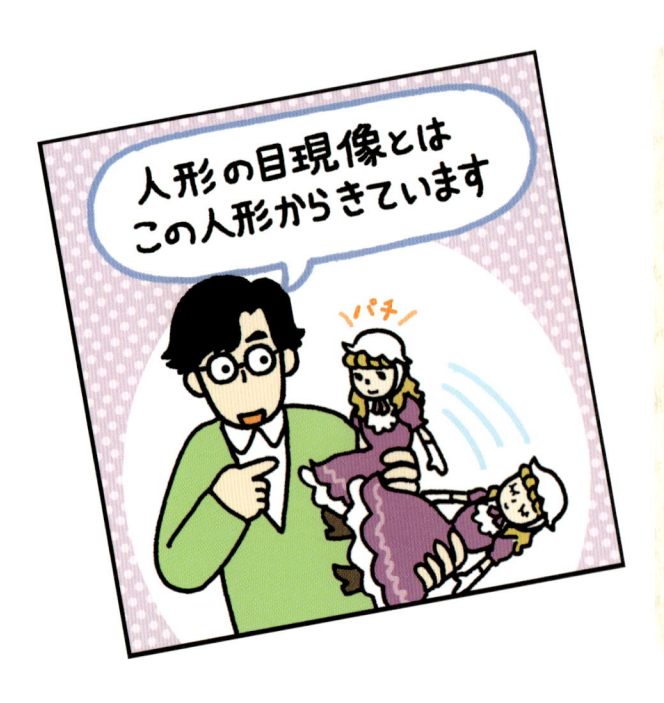

[表5] 瞳孔の左右差のアセスメント

瞳孔の状態	考えられる原因
瞳孔の大きさに左右差があり、対光反射が減弱もしくは消失している	頭蓋内圧亢進により脳幹が障害されている
瞳孔の大きさは5～6mmで対光反射がないけれど、毛様体脊髄反射（頸、胸部、上肢をつねると瞳孔が1～2mm散瞳する）がある	橋の障害、またはオピオイド中毒や有機リン酸中毒
瞳孔が左右ともに散大	アトロピン、スコポラミン、アンフェタミン中毒
瞳孔が散大し、対光反射も消失	脳幹の機能の消失

りません。眼球の動くスピードが、顔を横に向ける速度よりも遅いので、元の位置に置き去りにされるため、反対方向に向いているように見えるのです。

どうしてこんな時差が起こるかといえば、それは目を回さないためです。耳の三半規管は、顔や頭の動きを感知して、脳に情報を送ります。脳はこの情報を得ると、目を回して体のバランスを崩して転倒しないように、「視線を保て」と目を動かす筋肉に命じるというわけです。

フィギュアスケートの選手はリンクの上でクルクルと高速で何回転もしますが、そのときの目の動きを撮影してスローモーションで再現してみると、体がくるりと回るよりも少し遅れて眼球は動いているのがわかるはずです。

意識障害の有無と「人形の目現象」

脳幹の機能が障害されている場合、目の筋肉は動かず視線は固定されたままとなるため、「人形の目現象」は起こりません。したがって、意識障害があるのに「人形の目現象」がない場合は、脳幹の器質的病変が考えられます。

逆に、意識障害があるにもかかわらず「人形の目現象」が認められるのならば、意識障害の三大原因のうち、「大脳半球が比較的広範に器質的な障害を受けた場合」もしくは「代謝異常、中毒、電解質異常などにより広範囲に大脳の機能障害が生じた場合」の2つが考えられます。

一般的には、看護師が「人形の目現象」を確認する機会は少ないかもしれません。しかし、確認の方法や評価の仕方を理解しておけば、緊急対応の際などに役に立つことでしょう。

[表6] 意識障害で「人形の目現象」がある場合の想定原因と症状

大脳半球の広範な障害	高血圧性脳出血、脳動静脈奇形からくる脳血管障害
	くも膜下出血、脳梗塞、脳腫瘍
	硬膜下血腫、硬膜外血腫、脳腫瘍
代謝性脳症またはびまん性脳障害	薬物・毒物による中毒、ビタミンB_1欠乏症、低血糖、栄養障害
	低酸素による脳症、脳炎、髄膜炎
	てんかん発作
	脳しんとう

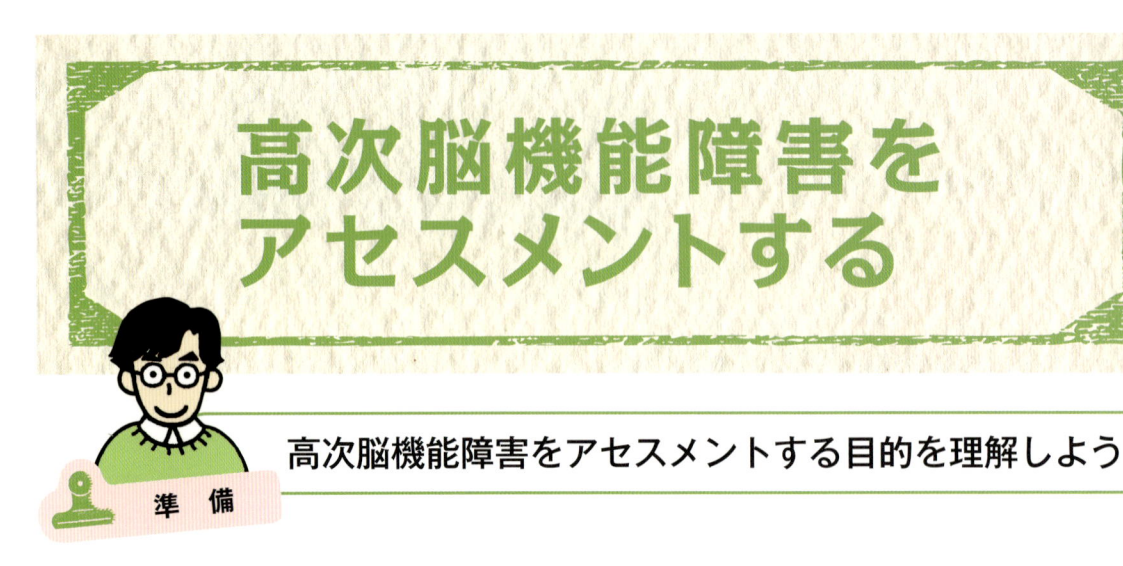

高次脳機能障害をアセスメントする

準備 高次脳機能障害をアセスメントする目的を理解しよう

01 高次脳機能が担う人間らしい営み

　脳は私たちの生命維持を担う機能の他に、人間らしく生きるさまざまな機能も担っています。それが高次脳機能です。高次脳機能障害とは、病気やケガなど何らかの原因（表1）で脳が損傷を受け、人間らしい営みに関連した言語・思考・記憶・行為・学習・注意・感情などに障害が起こった状態といえます。

　外傷や脳血管疾患などで一命をとりとめ、元の状態に戻ったかにみえる場合でも、脳に損傷を残していると、その損傷部位に応じてさまざまな障害が生じます。人間らしい営みを担う機能は大脳にあるのですが、大脳は部位ごとに担う機能が異なっているため損傷を受けた部位によって、障害の程度・種類が違ってきます。つまり、高次脳というのは大脳のこと。ですから、大脳ではない部分の損傷による障害の場合は、高次脳機能障害とはいいません。

02 見えない障害をアセスメントするということ

　コンピュータが反応しないときに、その原因としてはコンピュータ本体に問題があるのか、それともマウスやキーボード（入力や情報の伝達）が故障しているのか、あるいはディスプレイ（情報も入っているし、処理できているけど、その出力や表現方法）にトラブルが生じているのかは見ているだけでは、わかりません。

　高次脳機能障害のアセスメントもこれに似ています。頭の中をのぞくことはできないので、いろいろな可能性を想定し、一つずつ消去していくしかありません。

[表1] 高次脳機能障害を引き起こす代表的な疾患

頭部外傷	硬膜外血腫、硬膜下血腫、脳挫傷、びまん性軸索損傷
脳血管障害	脳内出血、脳梗塞、くも膜下出血
感染症	脳炎　など
低酸素脳症	溺水、呼吸停止、心筋梗塞などにより脳に一時的に酸素が供給されなかった場合

03 患者さんの日常生活支援につながる看護

　患者さんの日常生活支援は看護の大きな柱です。その基本に立てば、患者さんの情報処理能力のどの部分に問題があるのかをアセスメントすることで、残存能力を生かしながらどのように支援するべきかがみえてくるでしょう。

　高次脳機能障害で特に注意したいのは、「ＡＤＬ低下」「自分の身体麻痺や病気を認識できない」「安全確認や危険予防ができない（そのために転倒や転落などの事故が起こりやすい）」ということです。

　患者さんの様子がおかしいと感じたり、傷病から高次脳機能障害が予測できる場合は、患者さんの安全を確保し、患者さんの残存能力を生かしながら、日常生活が円滑に行くように支援し、ＱＯＬが向上するような看護を創造しましょう。

【STEP❶】高次脳機能障害でみられる「失語」「失認」「失行」をアセスメントする

Process▶1　「失語」をアセスメント

アセスメントと確認のポイント

　話す、聞く、読む、書くなどの言語にかかわる障害を「失語」といいます。音声として現れる話し言葉のやりとりだけでなく、頭の中で言語を操る能力も障害されているため、意思の疎通が難しくなります。

　失語の有無や程度を評価する際は、簡単な質問から始めてできるだけ患者さんに話をさせるようにしましょう。そして患者さんとのやり取りの中で、こちらの言うことが理解できているか、患者さん自身が思っていることを言葉で表現できているかどうか、そして話し方は流暢かどうかなどをチェックします。

具体的な質問とそこでのチェック項目

- 物を見せて、その名前を正確に言えるかどうかを確認する
- 文字を正確に読むことができるかどうかを確認する
- 読んだ内容を理解できるかどうかを確認する

　質問は「はい」「いいえ」で答えられる簡単なものから「左の人差し指で右の耳に触ってください」というような行動を伴う複雑なものまで試みるようにしましょう。また、読解と音読の評価には、「目を閉じてください」という文章を音読してもらい、「ここに書かれていることを実際に行ってみてください」といって、文字の理解度を調べるとよいでしょう。このほかに、住所・氏名などを書いてもらい、自発的に文字が書けるかどうかを確認したり、単語を書いたものを示して書き取りをしてもらう方法もあります。

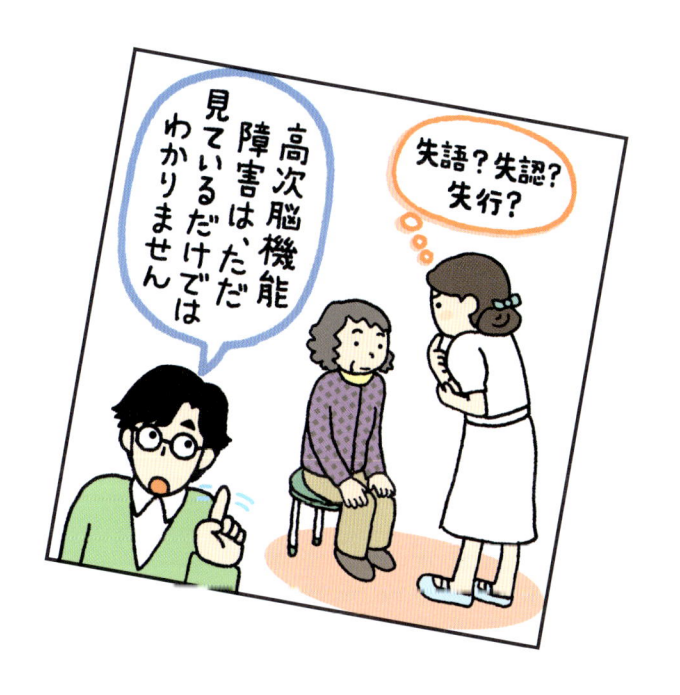

障害の部位と失語のパターン

失語は、障害の起きた部位により症状が異なります。

● **運動性失語**：言われたことは比較的よく理解できるが、話すことがうまくできず、ぎこちない話し方になる場合は、運動性失語の疑いがあります。

運動性失語は大脳のブローカ野の障害によって起こるため、「ブローカ失語」とも呼ばれます。重度になると全く話をしなくなり、話しかけられても困惑した表情で、はっきりしない反応だけを返してきたりします。

● **感覚性失語**：流暢に話すのですが、言い間違いが多いとか、聞いていても内容を理解するのが困難な話し方をする場合には、感覚性失語の疑いがあります。

感覚性失語はウェルニッケ失語とも呼ばれています。言語中枢には主なものとして運動性のものと感覚性のものの2つがあり、そのうちの一つが前述のブローカ野で、言葉を話したり文字を書いたりするときの筋肉の運動機能を担っています。

そしてウェルニッケ野は、言葉や文字の意味を理解する機能を担っています。この部位が損傷すると、損傷の程度により、単語だけがわからないというレベルから文法が正しく使えない、本人は正しく話していると思っていて失語の自覚のないケースまで、さまざまな失語症状がみられます。

● **健忘失語**：物の名前が出てこない場合には、健忘失語が疑われます。

患者さんに「失語」がみられた場合には、その種類も確認しておくといいでしょう。

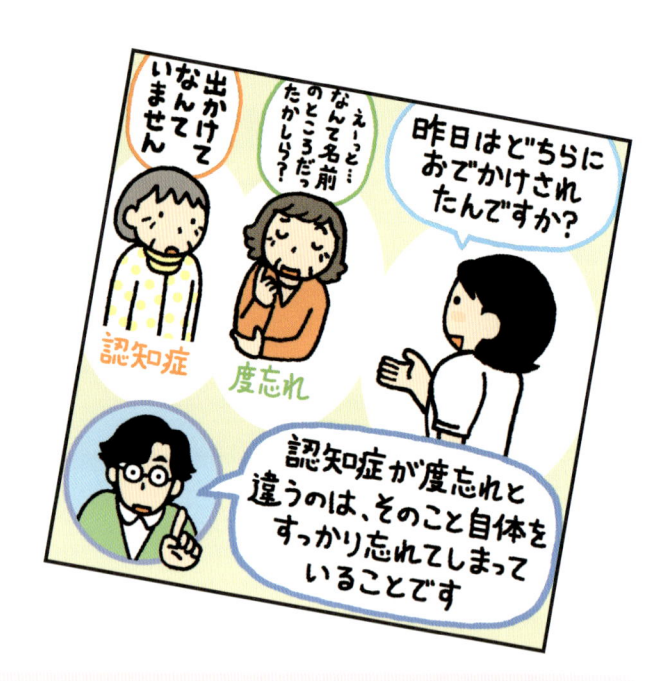

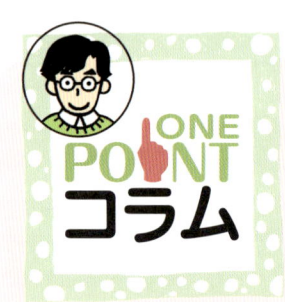

ONE POINT コラム

高次脳機能障害と日常生活

例えば、信号が青になったら進む、そして赤になったら止まるという交通ルールがあります。このルールは、子どもの頃に大人から繰り返し言い聞かされて、記憶していることです。もしかすると、大人になって「赤信号みんなで渡れば怖くない」などといって危ない目に遭い、やっぱり赤は止まると命がけで学習した人もいるかもしれません。

いずれにしても、言葉が理解できるから、言い聞かされた交通ルールの意味を理解できるし、信号を見て記憶しているルールに則った行動がとれるわけです。また、危ない目に遭うと恐怖を感じるし、この体験から学習して危険を避けようと注意するでしょう。

実は、私たちの日常生活は、このような外からの刺激に対する反応の積み重ねともいえます。したがって、言語・思考・記憶・行為・学習・注意・感情などの高次脳機能は、情報処理能力ともいえるかもしれません。外からの刺激を受けてこれらの高次脳機能は相互に関係しながら反応しているのです。

Process ▶ 2 「失認」をアセスメント

失認の種類と確認のポイント

視覚や聴覚などの感覚の障害がないのに対象を認知できない状態を「失認」といいます。例えば、目は見えているのに、目の前にある物の色、物の形、物の用途や名称がわからないとか、よく知っている人の顔を見て誰なのかわからないという症状が挙げられます。

それぞれ特定の部位の病変によって生じることが知られています。脳血管障害などの患者さんの場合、病変部位からこうした症状を予測して対策を講じるのもよいでしょう。また、それぞれの症状には特徴があるので、失った力を補うための看護の組み立てに役立てましょう。以下、主な失認の種類を紹介します。

- **視覚性失認**：物を見せて、それが何であるか質問します。視覚性失認は、視力や視野は保たれているのに、物は見えていてもそれが何であるのか、またその物の使い方もわかりません。しかし、触るとわかることがあります。両側後頭葉病変で起こります。
- **相貌失認**：家族や有名人の写真を見せて誰かと尋ねても、相貌失認があると、誰だかわからなくなります。ただし、声を聞けば誰だかわかります。両側あるいは右側のみの後頭葉病変で起こります。
- **聴覚性失認**：音は聞こえても何の音か識別できません。例えば猛スピードで車が迫ってきても、そうした気配を音で認識できないため危険を回避できません。両側の聴覚野皮質または聴放線障害で起こります。
- **身体失認**：自分自身の身体部位を認識できない、片側の身体だけ認識できない、あるいは両側の身体認識ができない、あるいは麻痺があるのにそれを認識できない場合があります。

半側空間無視と看護の工夫

看護で大事なのは、患者さんの日常生活の支援ですが、その前提となるのは安全の確保です。

失認の一つに、片側の空間にあるものが全く認識できない「半側空間無視」という症状があります。この障害では、例えば、左半側空間無視の場合、患者さんは、食事の際に自分では全部食べたつもりなのに、いつも左側の食べ物を食べ残す、ドアを通ろうとして左側にぶつかる、などの状態が見られます。患者さん自身はこうした異常に気がつきません。

そのため半側空間無視がある患者さんは、身の回りのことやわずかな移動の場面でもさまざまな困難や危険に直面しがちです。そこで、ナースコールは

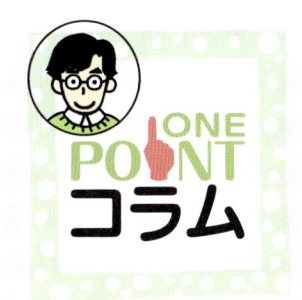

ONE POINT コラム

右麻痺と失語は合併しやすい

大脳は右脳と左脳に分かれています。右脳と左脳の機能は、大脳からの指令が身体に伝達される際に、脊髄などで交差し、身体の左右と逆に対応していることは、みなさんご存じだと思います。

言語中枢は左右どちらかの大脳半球にあり、言語中枢のあるほうが優位大脳半球となります。日本人の大多数は右利きなので、優位大脳半球である左脳が損傷すると、右片麻痺と失語症を合併しやすいという状況が起こります。

「患者さんが認識できている側」に配置する、ベッドからの転落を防ぐために「認識できていない側」のベッド柵を上げておく、車椅子の乗り移りの際には介助や見守りを行う、「認識できていない側」の車椅子のブレーキのかけ忘れを防ぐようにする、などの注意が必要です。

このように高次脳機能障害のアセスメントでは、脳のどの部位に損傷が起こるとどういう不具合が生じるのかを理解し、その不具合を補う手だてを考えることが究極の目的になります。アセスメントは患者さんにふさわしい看護を創造するための手段であるということを忘れないでください。

Process 3 「失行」のアセスメント

適切な行動ができなくなる「失行」

理解力もあるし、やる気もある。できるはずの動作なのに、どうしていいのかわからない。患者さんにこういう様子がみられたら、失行の疑いがあります。私たちは、いろいろな生活動作を発達の過程で習得していきます。

ところが、それぞれの動作の組み立て方を覚えている脳の部分が損傷されると、行うべき行為を正しく理解しているにもかかわらず、その行為を正しく実践できず、異なった行動をとってしまうのです。

これを失行といいます。

例えば、入浴後に衣類を着ようとしてシャツに足を通したりするのは、着衣失行と呼ばれる症状です。そのほかにも、肢節運動性失行、観念性失行、構成失行などがあります。何ができ、何ができないのかを知るために、よく観察することが必要です。個々の状態を把握し、看護に活かしていきましょう。

なお、失行を引き起こす病巣は言語中枢に近い部位にあり、失語も合併しているケースが多くみられます。

【STEP 2】 認知症をアセスメントする

Process 1 認知症の症状と原因を知っておこう

物忘れと認知症の違い

外傷や脳血管疾患などにより、大脳が損傷されると、その損傷部位に応じてさまざまな障害が表れます。それが、高次脳機能障害ですが、認知症はその代表的な疾患ともいえます。

認知症は記憶障害や判断力の低下が主な症状。人は加齢に伴い、物忘れが増えていきます。若い人でも、仕事などに追われて多忙を極めていると、小さなことは忘れてしまいがちでしょう。例えば昨日の夜、夕食に何を食べたか思い出せますか？

夕食に何を食べたかすぐに思い出せないのは「度忘れ」ですが、夕食を食べていても食べたこと自体を忘れているとか思い出せないというのであれば、認知症の疑いがあり、問題になります。

認知症とは、本来は正常であった脳の働きが、外傷や疾患などいろいろな原因によって、低下したままの状態にあることを指しています。脳や身体の疾患を原因として、記憶・判断力などに障害が起こることと言い換えてもいいでしょう。かつては痴呆症と呼ばれていましたが、差別的であるということから、2004年に「認知症」と改められました。

現在、日本では、特にアルツハイマー型認知症が増加している傾向にあります。

それぞれの症状の特徴と相違

　体験したすべてを忘れている。あるいは、最近の出来事の記憶がない。こうした記憶に関する障害が、認知症の共通事項といえます。

　認知症は脳の障害により、情報を取り込めなくなったり、保存していた情報を取り出せなくなったりしてしまい、前述したような記憶の障害が生じます。度忘れしてすぐに思い出せなくても、後で思い出せるのは、その出し入れに時間がかかっているだけということです。

　私たちは、信号が青になったら進む、黄色になったら注意、そして赤になったら止まるという交通ルールを記憶しています。しかし、信号の3色の意味、あるいは信号そのものの意味が脳裏から消えてしまったら、道路を安全に歩くことは難しくなるでしょう。

　このように、日常生活に支障をきたすことが多いのが認知症ですが、発症原因に応じてその症状や進行の様子、記憶障害の程度などが多少は異なります。認知症は発症原因、アルツハイマー型認知症、脳血管性認知症、レビー小体型、前頭側頭葉変性症の4つに主に分類できます。

Process ▶ 2　認知症と間違えやすい落とし穴にはまらない

意識障害と認知症、その違いを理解する

　脳に関連した障害という点で、高次脳機能障害と意識障害を混合してしまうのは危険です。特に、認知症と意識障害は混同してとらえてしまいがちですが、この2つは全く異なる次元のものです。

　意識レベルをアセスメントする際に使用するスケールでは、ジャパン・コーマ・スケールもグラスゴー・コーマ・スケールも、声かけから始まっており、言葉を話し、理解できるという、高次脳機能が維持されていることが前提です。

　意識レベルは、舞台の照明ライトがついているか、その明るさはどうか、に例えられます。ライトが消えていれば、つまり意識がなければ、観客席から舞台の様子は全くわかりません。照明ライトがついていても暗ければ、つまり意識レベルが低下していれば、やはり舞台の様子はよく見えません。意識のな

［表2］認知症の種類

アルツハイマー型認知症	日本における認知症患者さんの約60％を占める。脳の萎縮にしたがって徐々に悪化。初期症状として記憶力の低下が見られる
脳血管性認知症	脳血管系疾患の発作が起こるたびに段階的に認知症がひどくなることが多く、障害された場所によって、症状が変わる
レビー小体型認知症	脳の変性により起こり、大脳皮質や扁桃核、黒質、青斑核などにレビー小体という封入物が多数出現することよりレビー小体型認知症と呼ばれる。認知機能障害のほかに、幻視とパーキンソン症状が見られるのが特徴
前頭側頭葉変性症	前頭葉および側頭葉に局限性の萎縮が生じて起こる。代表的なものがピック病で、人格変化や反社会的行動などが初期症状として見られることが多い

い、あるいは意識レベルが低下している患者さんに知能評価スケールを用いてアセスメントしようとしても、意味をなさないのです。

これに対し、認知症の患者さんは、照明がついているとかいないではなく、劇自体の内容が乏しくて客席からいくら懸命に見てもよくわからないという状態といえます。さらに、劇の内容が他人には理解不能なのが統合失調症で、これもまた意識障害とは別次元の話です。

認知症の各タイプと他疾患を鑑別する

高齢患者さんの場合、コミュニケーションがうまくとれないと、すぐに認知症を疑いがちです。しかし、意思の疎通がうまく図れないのは、耳が聞こえにくくてこちらの話が届かないのかもしれないし、聞こえていて反応したくても言葉を発することができないのかもしれません。高齢者だから認知症と決めつけてはいけません。他の原因が潜んでいる可能性も考慮して、その鑑別をしっかりしましょう。

まず、発症年齢は疾患鑑別の目安になります。また、初発症状にも留意しましょう。

さっき聞いたことをすぐ忘れる、大事なものをしまっておいてわからなくなり誰かに盗られたと騒ぐといった面があれば、即時記憶や近似記憶が障害されている可能性があり、認知症と考えてよいでしょう。

高齢者がぼうっとしている場合には、甲状腺機能低下症の可能性も忘れないようにしましょう。あまり活動的ではなくなり、終日テレビばかり見るようになったころに尿失禁や歩行障害が始まったのであれば、脳血管性認知症や種々の原因による水頭症とも考えられます。

また、側頭葉や頭頂葉の脳梗塞やあまり大きくない脳出血も、麻痺が伴わないせいか脳血管障害ではなく、認知症と誤解されている場合があります。

老人性うつ病も、認知症と間違えられることがあります。食欲低下、倦怠感、反応がない、動作が鈍いなど、うつ病に特徴的な状態の有無を確認して、認知症との鑑別を図りましょう。

また、高齢者で頭痛と軽い片麻痺を伴って認知症が亜急性に進行してきた場合には、慢性硬膜下血腫の恐れがあるので、頭部外傷の既往歴を確認して、ＣＴを見るようにしましょう。

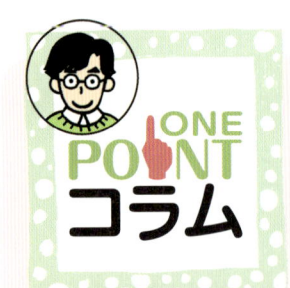

ONE POINT コラム　認知症についての理解とケアが必要なワケ

高次脳機能障害は大脳の部分的な損傷だけが原因ではありません。脳全体が萎縮する「認知症」も高次脳機能障害の一つです。

高齢社会の日本では、どの診療科の病棟でも高齢患者さんが多いのが現状です。当該疾患に加えて認知症についても充分な理解とケアが欠かせません。

厚生労働省研究班によると、全国の認知症高齢者の人数は2012年度では462万人と推計されています。高齢社会に伴い、入院患者さんの高齢化も進んでいますので、当該疾患の治療に加えて、認知症に対するケアも不可欠になっていくでしょう。また、若年性の認知症も少なくありません。

認知症とはどういう疾患なのか、どういうケアが必要なのかを念頭に置いて、アセスメントを進めていきましょう。

Process 3 認知症の有無・程度の評価と傾向を把握しよう

認知症の有無と程度をスケールで評価する

　認知症の診断には専門的な診察と検査が必要です。患者さんの様子がおかしいと感じたら、受診につなげるようにしましょう。また、日常の看護に役立てるためには、知能評価スケールを用い、決められた質問に答えてもらうことで、認知症の有無や程度を評価する方法があることを知っておきましょう。

　認知症の評価に用いられるスケールで一般的なのが、「改訂　長谷川式簡易知能評価スケール」（表3）です。

　この長谷川式スケールは、9つの質問によって、高次脳機能を評価するものです。例えば、設問の5は、「100－7」の計算能力と、その答えである「93」を記憶できなければ、「それからまた7を引くと」という次の段階に進めません。

　このように、設問内容を読み解くとよくわかりますが、それぞれの質問は、自分および自分が現在置かれている状況についての認識があるかどうかという「見当識」、新しく学習したり経験したことを印象づけて覚える「記銘」「計算能力」、記憶を再生したりする「記憶・想起」「短期の記憶」、過去のことを思い起こしたりする「長期の記憶」、概念化能力を見る「言語操作」の力を測る内容となっているのです。20点以下だと認知症の疑いが強いということになります。

看護に大事なのは認知症の傾向を知ること

　長谷川式簡易知能評価スケールは、認知症のアセスメントによく用いられますが、これはあくまでも目安です。認知症のアセスメントには、患者さんの病前の知能程度や社会背景なども考慮しなくてはなりません。

　こうした評価をする場合、認知症の疑いの有無だけではなく、個々の質問に対する反応や答え方などから、認知症の傾向についても把握し、それを看護に結びつけて考えることが大切です。

　例えば、時間や場所がわからなくなる見当識障害がある患者さんは、トイレの場所がわからないことがあります。こうした患者さんにもトイレの場所がわかるように、文字やイラストでわかりやすい表示をし、患者さんの目線よりも低い位置に設置するとよいでしょう。

　見当識障害があると、自分がどこにいるかわからなくなってしまい、徘徊の恐れがあります。いつもどおり慣れた道でもそこがどこかわからないで、迷子になることもあります。そこで見当識障害があり、何度も院内で迷子になるようなら、どの病棟の患者さんなのかわかるように、情報を共有しておくなど配慮が必要です。

　また、見当識が比較的保たれていても、計算にかかわる質問の点数が極端に低いようであれば、「留守番はできるが、金銭などの管理ができない」という認知症の傾向がわかります。患者さんの家族や介護を担う人にとっては、評価の数字よりも、このように患者さんのADLがどういう状態なのかをわかりやすい説明に翻訳してもらうほうが役に立ちます。

　スケールはアセスメントするための道具であり、アセスメントの評価は患者さんに最適な看護を実現するためのデータであることを忘れないでください。

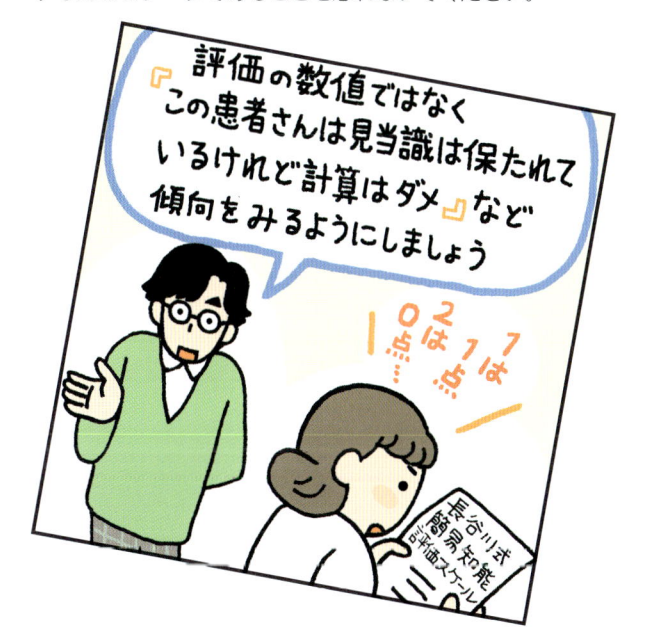

> 『評価の数値ではなくこの患者さんは見当識は保たれているけれど計算はダメ♪』など傾向をみるようにしましょう

[表3] 改訂　長谷川式簡易知能評価スケール（HDS-R）

1	お歳はいくつですか？（2年までの誤差は正解）		0　1
2	今日は何年の何月何日ですか？　何曜日ですか？ （年、月、日、曜日が正解でそれぞれ1点ずつ）	年 月 日 曜日	0　1 0　1 0　1 0　1
3	私たちが今いる所はどこですか？ （自発的に出れば2点、5秒おいて、家ですか？　病院ですか？　施設ですか？　の中から 正しく選択すれば1点）		0　1　2
4	これから言う3つの言葉を言ってみてください。後でまた聞きますのでよく覚えておいてください。 （以下の系列のいずれか1つで、採用した系列に○印をつけておく） 　1：a）桜　b）猫　c）電車　　2：a）梅　b）犬　c）自動車		0　1 0　1 0　1
5	100から7を順番に引いてください。 （100-7は？　それからまた7を引くと？　と質問する。 最初の答えが不正解の場合、打ち切る）	（93） （86）	0　1 0　1
6	私がこれから言う数字を逆から言ってください。 （6-8-2、3-5-2-9を逆に言ってもらう、3桁逆唱に失敗したら、打ち切る）	2-8-6 9-2-5-3	0　1 0　1
7	先ほど覚えてもらった言葉をもう一度言ってみてください。 （自発的に回答があれば各2点、もし回答がない場合、以下のヒントを与え正解であれば1点） 　a）植物　b）動物　c）乗り物		a：0　1　2 b：0　1　2 c：0　1　2
8	これから5つの品物を見せます。それを隠しますので何があったか言ってください。 （時計、鍵、タバコ、ペン、硬貨など、必ず相互に無関係なもの）		0　1　2 3　4　5
9	知っている野菜の名前をできるだけ多く言ってください。 （答えた野菜の名前を右欄に記入する。 途中で詰まり、約10秒間待っても出ない場合にはそこで打ち切る） 0〜5=0点、6=1点、7=2点、8=3点、9=4点、10=5点		0　1　2 3　4　5
		合計得点：	（最高点30点）

非認知症（非痴呆）……………………24.27±3.91点　　やや高度………………………………10.73±5.40点
軽度………………………………………19.10±5.04点　　非常に高度……………………………4.04±2.62点
中等度……………………………………15.43±3.68点
カットオフポイント … 20/21（20点以下は認知症の疑い）

（加藤伸司、長谷川和夫らによる）

解説者プロフィール

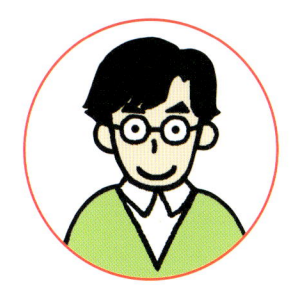

山内豊明（やまうち・とよあき）
名古屋大学大学院医学系研究科　教授

神経内科医師として臨床経験後、カリフォルニア大学医学部勤務を経て、看護学を学ぶため看護大学へ。1998年、ケース・ウエスタリン・リザーブ大学看護学博士課程修了。帰国後、99年に看護士、保健士の免許を取得。専門はフィジカルアセスメント学。

参考文献

1）山内豊明　著：フィジカルアセスメントガイドブック、医学書院、2011.
2）山内豊明　編：疾病の成り立ち─臨床病理・病態学、ナーシング・グラフィカ３、メディカ出版、2004.
3）高橋長雄　著：からだの地図帳、講談社、1989.
4）日本整形外科学会雑誌、69（4）、1995.
5）リハビリテーション医学会、32（4）、1995.

索引

あ

異常音	9
Ⅰ音	35、38、42
１回拍出量	32
いびき音	9、10
咽頭	45
咽頭反射	47、48
ウィーズ	10、11
ウエーバー試験	68
右心室	34
右心房	34
エア入り	16
腋窩動脈	26
嚥下機能	48

か

改訂長谷川式簡易知能評価スケール	112
改訂水飲みテスト	48
外旋	91
外転	91
拡張期血圧	24、29
過剰心音	39、42
可動関節	90
感音性難聴	69
眼球	62
眼球突出	61
還元ヘモグロビン	22
関節可動域	90
気管（支）音	16
気管支肺胞音	16
奇脈	33
ギュー音	9
急速変換試験	81
筋性防御	51
グウ音	9
屈曲	90
見当識障害	94
後脛骨動脈	26、31
高血圧	29、31
コース・クラックルス	10、12
呼吸音	8
呼吸パターン	98
コロトコフ音	28

さ

左心室	34
左心房	34
Ⅲ音	39、43
三尖弁	34、36
三尖弁領域	36
視神経	59
膝窩動脈	26、31
失語	105
失行	105
失認	105
視野	59
斜視	61
尺骨動脈	26
収縮期血圧	24、27、29
上腕動脈	26
除脳硬直	100
除皮質硬直	100
徐脈	27、30
視力	59
振動覚	74
心雑音	38、40
心雑音の強度	41
振戦	42
伸展	91
水銀計	28

水泡音・・・・・・・・・・・・・・9、10
スポーツ心臓・・・・・・・・・・・32
正常音・・・・・・・・・・・・・・14
正常血圧・・・・・・・・・・・・・29
浅側頭動脈・・・・・・・・・・・・26
総頸動脈・・・・・・・・・・・・・26
足背動脈・・・・・・・・・・・26、31
僧帽弁・・・・・・・・・・・・34、36
僧帽弁領域・・・・・・・・・・・・36

た
対光反射・・・・・・・・・・・58、101
大腿動脈・・・・・・・・・・・26、31
大動脈弁・・・・・・・・・34、36、41
大動脈弁領域・・・・・・・・・・・36
打診・・・・・・・・・・・・・・・53
脱酸素ヘモグロビン・・・・・・・・22
断続性副雑音・・・・・・・・・・・10
チアノーゼ・・・・・・・・・・・・21
腸蠕動音・・・・・・・・・・・・・52
低調性連続性副雑音・・・・・・・・10
伝音性難聴・・・・・・・・・・・・69
瞳孔・・・・・・・・・・・・・・101
橈骨動脈・・・・・・・・・・・25、26

な
内旋・・・・・・・・・・・・・・・91
内転・・・・・・・・・・・・・・・91
難聴・・・・・・・・・・・・・・・66
Ⅱ音・・・・・・・・・・・35、38、42
二次性音・・・・・・・・・・・・・・9
人形の目現象・・・・・・・・・・102
認知症・・・・・・・・・・・・・108
捻髪音・・・・・・・・・・・・・・10

は
肺雑あり・・・・・・・・・・・・・・9
バイタルサイン・・・・・・・・・・24
肺動脈弁・・・・・・・・・・・34、36
肺動脈弁領域・・・・・・・・・・・36
肺胞音・・・・・・・・・・・・・・16
ばち状指・・・・・・・・・・・・・22
パルスオキシメーター・・・・・・・22
バレーテスト・・・・・・・・・・・85
半側空間無視・・・・・・・・60、107
半関節・・・・・・・・・・・・・・90
反復嚥下テスト・・・・・・・・・・48
膝踵試験・・・・・・・・・・・・・81
頻脈・・・・・・・・・・・・・・・27
ファイン・クラックルス・・・・10、12
笛音・・・・・・・・・・・・・・・10
付加音・・・・・・・・・・・・・・・9
副雑音・・・・・・・・・・・・・・・9
腹部の区分・・・・・・・・・・・・51
不動関節・・・・・・・・・・・・・90
閉塞性動脈硬化症・・・・・・・・・33
ベル型・・・・・・・・・・・・・・20
弁・・・・・・・・・・・・・・・・35

ま
膜型・・・・・・・・・・・・・・・20
摩擦音・・・・・・・・・・・・・・38
末梢血管抵抗・・・・・・・・・・・32
マンシェット・・・・・・・・・・・28
マン試験・・・・・・・・・・・・・82
脈拍・・・・・・・・・・・・・・・24

や
指鼻試験・・・・・・・・・・・・・80
指鼻指試験・・・・・・・・・・・・80

Ⅳ音・・・・・・・・・・・・・・39、43

ら
リンネ試験・・・・・・・・・・・・67
レバインの６段階分類・・・・・・・・41
連続性副雑音・・・・・・・・・10、38
ロンカイ・・・・・・・・・・10、11
ロンベルグ試験・・・・・・・・・・82

欧文
ANA・・・・・・・・・・・・・・28
GCS・・・・・・・・・・・・・・97
HDS-R
JCS・・・・・・・・・・・・96、97
MMT・・・・・・・・・・・・・・87
MWST・・・・・・・・・・・・・49
RSST・・・・・・・・・・・・・・48
SpO_2・・・・・・・・・・・・・22

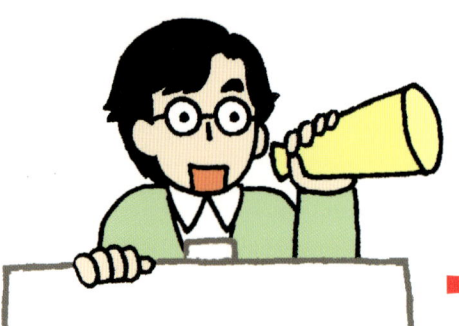

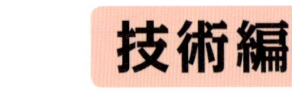

見る・聴く・触るを極める！

山内先生のフィジカルアセスメント
技術編

解説 山内 豊明

見る・聴く・触るを極める！
山内先生のフィジカルアセスメント　技術編

2014年3月1日　初版発行
2015年5月21日　第1版第2刷発行

＊STAFF

デザイン	五十嵐 弘治、中本デザイン事務所
装　　丁	山本 直洋
イラスト	カミヤ マリコ
編集・ライター	茂木登志子
発 行 人	後藤 夏樹
編 集 人	樋谷 康伸

発　　行　株式会社エス・エム・エス
　　　　　〒105-0011　東京都港区芝公園2-11-1　住友不動産芝公園タワー
　　　　　● 内容に関するお問い合わせ先
　　　　　TEL 03-6721-2472（編集）

発　　売　株式会社インプレス
　　　　　〒101-0051　東京都千代田区神田神保町一丁目105番地
　　　　　TEL 03-6837-4635（出版営業統括部）
　　　　　● 乱丁本・落丁本のお取り替えに関するお問い合わせ先
　　　　　インプレス　カスタマーセンター
　　　　　TEL 03-6837-5016　FAX 03-6837-5023　info@impress.co.jp
　　　　　乱丁本・落丁本はお手数ですがインプレスカスタマーセンターまでお送りください。
　　　　　送料弊社負担にてお取り替えさせていただきます。
　　　　　但し、古書店で購入されたものについてはお取り替えできません。
　　　　　● 書店／販売店のご注文窓口
　　　　　株式会社インプレス 受注センター
　　　　　TEL 048-449-8040　FAX 048-449-8041

印 刷 所　三共グラフィック株式会社

Printed in JAPAN

ISBN978-4-8443-7612-5　C3047
© 2015 SMS Co.,Ltd
本書の無断複写・複製・転載を禁じます。